中国医学临床百家·病例精解

山西医科大学第二医院

创伤骨科 病例精解

总 主 编　李　保　赵长青

主　　编　赵　斌　吕　欣　王　东

副 主 编　杨朝晖　李　冰　刘晋元　刘来有　王小虎

编　　委　（按姓氏音序排列）

陈　斌　段金辉　高　岩　高远鹏　侯福山

孔令宝　李　栋　李园园　李长江　栗树伟

刘　亮　刘泽民　乔　文　孙海钰　王　栋

许小沛　严志亮　张　超　张　经　张建国

科学技术文献出版社

SCIENTIFIC AND TECHNICAL DOCUMENTATION PRESS

·北京·

图书在版编目（CIP）数据

山西医科大学第二医院创伤骨科病例精解/赵斌，吕欣，王东主编.—北京：科学技术文献出版社，2020.8

ISBN 978-7-5189-6827-5

Ⅰ.①山…　Ⅱ.①赵…②吕…③王…　Ⅲ.①骨损伤—病案—分析　Ⅳ.① R683

中国版本图书馆 CIP 数据核字（2020）第 100136 号

山西医科大学第二医院创伤骨科病例精解

策划编辑：胡　丹　　责任编辑：胡　丹　张博冲　　责任校对：张吲哚　　责任出版：张志平

出　版　者	科学技术文献出版社	
地　　　址	北京市复兴路15号　邮编 100038	
编　务　部	(010) 58882938，58882087（传真）	
发　行　部	(010) 58882868，58882870（传真）	
邮　购　部	(010) 58882873	
官　方　网址	www.stdp.com.cn	
发　行　者	科学技术文献出版社发行　全国各地新华书店经销	
印　刷　者	北京虎彩文化传播有限公司	
版　　　次	2020 年 8 月第 1 版　2020 年 8 月第 1 次印刷	
开　　　本	787×1092　1/16	
字　　　数	173千	
印　　　张	17	
书　　　号	ISBN 978-7-5189-6827-5	
定　　　价	128.00元	

主编简介

赵斌　山西医科大学第二医院院长，山西省创伤骨科研究所所长。医学博士，主任医师，博士研究生导师，享受国务院政府特殊津贴专家。现任中华医学会创伤分会全国委员，中华医学会骨科学分会创新与转化学组委员，中国医药教育协会骨科专业委员会脊柱分会腰

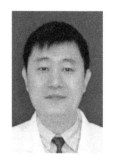

椎教育工作组副主任委员，中国医疗保健国际交流促进会运动损伤防治分会常务委员，中国研究型医院学会骨科创新与转化委员会委员，骨质疏松学组常务委员，山西省医师协会骨科医师分会脊柱外科专业委员会主任委员，山西省医学会骨科学专业委员会副主任委员，山西省医学会骨科学专业委员会脊柱外科学组副主任委员，太原市青年联合会常务委员，太原市万柏林区人大代表。

近年来在国内外发表学术论文70余篇，其中SCI收录期刊4篇；著作2部；获山西省科技进步奖二等奖2项；获得国家实用新型专利25项；《中华骨科杂志》特约审稿人，《实用骨科杂志》编委。

吕欣 山西医科大学第二医院骨科副主任，骨创伤专业组主任。主任医师，硕士研究生导师。现任中国医师协会创伤外科医师分会委员会常务委员，国际内固定研究学会（AO）山西省委员会副主席，国际骨创伤研究（OTC）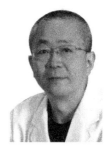基金会中国分会讲师，中国医师协会骨科医师分会创伤专家工作委员会委员，中国医促会骨科分会骨盆髋臼学组委员，中国医促会创伤分会创伤骨科学组委员，中国医促会创伤分会骨与关节损伤学组委员，山西省卫健委骨科质控部主任，山西省医学会骨科学专业委员会创伤学组组长，中国中西医结合学会山西分会骨伤科副主任委员，中国医药教育协会骨质疾病专业委员会委员。

王东 山西医科大学第二医院骨科教授，主任医师，博士研究生导师。现任国际矫形与创伤外科学会（SICOT）中国部创伤学会常务委员，中华医学会骨科分会创伤学组委员，中国医药教育协会骨科专业委员会常务委员，中国医师协会骨科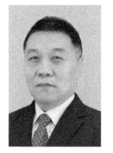医师分会创伤工作委员会委员、肩肘外科工作委员会委员，中国医疗保健国际交流促进会骨科疾病防治专业委员会委员，中国医药教育协会山西骨科分会主任委员，山西省医师协会骨科分会副会长，山西省医学会创伤医学专业委员会副主任委员。主要从事复杂创伤的救治，对关节周围骨折及骨盆髋臼骨折等的治疗有丰富的经验。

序1

医疗技术的突飞猛进和交叉融合给健康带来了福音，大数据和人工智能的开发利用把医疗技术推向一个以往难以企及，但如今却可能成为现实的时代。随着这些新理念、新技术的落地，医疗健康日益受到人们的重视。毋庸置疑，所有这些技术都是借助医务人员的智慧与汗水，通过一个个具体的案例完成的。如果能把这些案例加以归类、总结、提炼和升华，那么这些案例将不再仅仅是存在于医院病案室的档案，而是可以借助出版平台进一步传播，让更多的临床医师快速掌握疾病的诊疗思路、提高诊疗水平的阶梯。如此，原本局限于某家医院某个科室的一个案例，完全有可能通过多层次大范围的链接，延伸为可供临床借鉴和参考的范例，最大限度地发挥其示范效应，最终使患者获得最大的受益，即临床治疗的效果。这一实践也正好符合分级诊疗和医疗资源下沉的顶层设计。

随着诊疗技术的发展和对疾病诊疗精准化的要求越来越高，专业的划分也越来越细，因此一本书中难以包罗万象。我们以丛书的形式，将临床多个学科的案例进行分门别类的梳理，以便最大限度地展示相关学科精彩纷呈的工作。阅读这套丛书，读者会从另一个侧面感受到医务人员鲜为人知的故事，如为了开展一项新技术，如何呕心沥血，千里迢迢甚至远涉重洋，学习交流取经；为了治疗一种复杂疾病，如何组织多学科协作公关等。有时风平浪静，有时惊涛骇浪，无论遇到什么情况，作为实施医疗工作的一线人员，总是犹如千里走单骑，又犹如弹奏钢琴曲，可谓剑胆琴心。

这套丛书的一个亮点是按照病历摘要、病例分析和点评的编排体系，把每个病例按照临床实践中三级医师负责制的实际工作场景真实地予以再现，从中可以看到专业理论、医疗技术、临床思维有机结合的精彩画面。这样编排的好处是有利于临床医师和有一定文化背景的非专业人士，对某一疾病透过现象看本质，从疾病的主诉入手，利用现有的和可以进一步检查得到的资料，由浅入深，由此及彼，最终获得规律性的素材，据此抽丝剥茧，通过逻辑推断，获得正确的认识和结论，即临床诊断；接下来进行相关的个性化治疗，为广大患者造福。可以毫不夸张地讲，疾病诊断和治疗的过程有时候丝毫不亚于福尔摩斯对复杂案例的侦探和破解。

值此山西医科大学第二医院百年华诞之际，我们策划出版《山西医科大学第二医院病例精解》系列丛书，通过病例这个媒介，记录下我们医院百年来各科室的优秀学术思想和成果。如果把一个个的案例比作鲜花丛中的一朵朵蓓蕾的话，那么该系列丛书必将喷出醉人的芳香，将为实现人人健康、全民健康、全程健康的顶层设计做出贡献。

李保 起书

二〇一九年一月十九日

序 2

创伤骨科学是随着医学科学技术的不断发展而从骨科学衍生出的一个重要学科分支，在 20 世纪得到了快速的发展，与脊柱外科、关节外科一起同为骨科学三大主干学科。随着经济全球化、人类交际及流动范围的扩大、交通工具快速发展且应用愈加频繁，创伤的发生率、特别是高能量创伤亦呈逐年增高趋势。与此同时，我国人口老龄化进程进一步加快，以高龄、多病、全身耐受差为特点的低暴力骨折亦逐年增多。由经济全球化和人口老龄化带来的创伤疾病谱改变，不仅冲击了医疗卫生资源原有的配置和服务方向，也给创伤骨科带来了前所未有的发展机遇与挑战。

山西医科大学第二医院骨科成立于 1958 年，在骨科人一代又一代传承中迈入了国内骨科先进行列，目前创伤骨科进一步细分为上肢创伤、下肢创伤、环骨盆创伤、老年髋部骨折、足踝、肢体矫形重建与感染等多个亚专业，人才梯队建设上形成了"老中青、传帮带"良好格局，在科研教学上也取得了不俗的业绩。《山西医科大学第二医院创伤骨科病例精解》汇聚了我院创伤骨科全体同仁的心血与智慧，是大家多年的工作总结，希望这本书的出版能够给广大同仁带来更多的帮助。

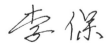

前　言

　　创伤骨科伤情往往比较复杂，骨折类型和并发症经常会影响医师治疗方式的选择。目前系统性、理论性的书籍并不缺乏，但年轻医师面对一个具体的病例时，依然经常感觉无从下手。本书基于这样一种困境，收集了包括上肢骨折、骨盆髋臼骨折、髋关节周围骨折、膝关节周围骨折、胫腓骨骨折、足部骨折及一些感染不愈合和矫形重建的临床典型病例。每一个病例，笔者都结合其伤病特点，进行了病情和治疗方式选择的分析，并对其治疗和康复及预后进行了点评。希望以这样一种方式来抛砖引玉，供大家参考。

　　本书所有展现的病例均来自我科医师的临床实践，真实可靠。但必须指出的是，笔者所选择的治疗方式并非唯一。在实际工作中，要根据患者整体情况、伤病特点和术者自身经验，在符合治疗原则的基础上，选择一种对患者和医师都合适的治疗方式才是最合理的，临床结果也才能满意。

　　希望本书的出版能对我国骨科医师，特别是青年骨科医师提供一些帮助。但由于每个人知识和临床经验的局限及时间仓促，不足之处还望骨科同道们指正。

目 录

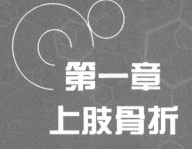

第一章
上肢骨折

001　重建钢板及空心钉治疗肩胛盂骨折（Ⅴb型）1例

病历摘要

患者，男性，63岁。骑摩托车摔倒致左侧肩部肿胀、疼痛伴肩关节功能障碍1天，来院就诊。

[查体]　患肩背部皮下淤青，皮肤软组织肿胀，压痛明显，肩关节疼痛、活动受限。患肢末梢感觉正常、血运好。

[辅助检查]　X线及三维CT显示左肩胛骨骨折（图1-1）。

[诊断]　左肩胛盂骨折（Ⅴb型，Ideberg分类）。

[治疗]　入院后患肢悬吊制动。于伤后3天行切开复位内

固定手术。术后X线示骨折复位及内固定良好（图1-2）。术后4天患者痊愈出院。

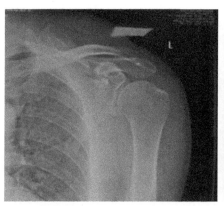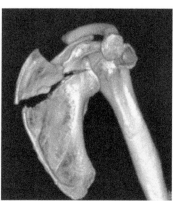

图1-1 术前X线及CT

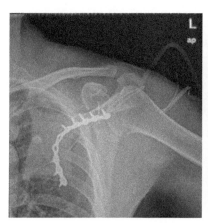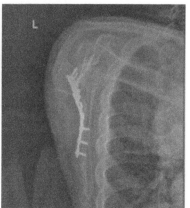

图1-2 术后X线

病例分析

　　肩胛骨骨折相对少见，约占全身骨折的1%，肩部骨折的3%～5%。高发人群为30～40岁男性，多为高能量损伤，常合并其他损伤，容易误诊、漏诊（可达12.5%）。肩盂骨折的 Ideberg 分类（1984）如下。①Ⅰa 型：盂前缘骨折，Ⅰb 型：盂后缘骨折；②Ⅱ型：肩胛盂横行骨折，骨折线通过肩胛骨外侧缘；③Ⅲ型：肩胛盂横行骨折，骨折线通过肩胛骨上侧缘；④Ⅳ型：肩胛盂骨折，骨折线通过肩胛骨内侧缘；⑤Ⅴ型：Ⅴa 型（Ⅳ型＋Ⅱ型），Ⅴb 型（Ⅳ型＋Ⅲ型），Ⅴc 型（Ⅳ型＋Ⅲ型＋Ⅱ型）；⑥Ⅵ型：粉碎性骨折。

影像学检查：肩关节系列 X 线检查包括肩胛骨正位、侧位和肩关节腋位。移位不明显时可保守治疗，悬吊制动 2 ～ 3 周，止痛对症治疗；移位明显时可以保守或手术治疗。手术指征：肩胛骨移位＞ 10 mm；骨折角度＞ 40°；悬吊复合体两处损伤不稳定时；开放性肩胛骨骨折；关节面移位≥ 3 mm 且有不稳定感；关节面≥ 25% 并且移位≥ 3 mm；关节盂骨折见盂肱关节不稳定，影像学检查显示盂关节不匹配等。

手术入路的选择一般有 3 种。①前方入路（胸大肌三角肌间隙入路）：可用于喙突骨折，关节盂前缘骨折及部分关节盂骨折（仰卧位、侧卧位或漂浮体位）；②后方入路（Judet 入路、改良的 Judet 入路、后侧纵行入路）：用于大部分肩胛颈骨折及肩胛体骨折，肩胛冈或肩峰骨折，后方关节盂骨折（俯卧位、侧卧位或漂浮体位）；③上方入路或前上方入路：用于肩峰骨折，锁骨骨折，上方关节盂骨折合并喙突骨折（侧卧位或漂浮体位）。肩胛上方入路较容易损伤肩胛上神经。一般术中可以暴露神经在直视下加以保护，手术过程应注意肩胛冈切迹处牵拉时避免过度用力。小圆肌和冈下肌间隙入路要注意旋肩胛动脉损伤，可以先显露其分支并结扎。

笔记

病例点评

　　肩胛骨骨折相对少见，多为高能量损伤，常合并其他损伤。大部分肩胛骨骨折选择保守治疗，有移位的肩胛骨骨折可根据患者年龄、生活工作需求及其他合并伤综合考虑。手术体位、手术入路、内固定物应根据具体骨折类型来选择。本病例患者为男性，63岁，系高能量损伤，诊断为左肩胛盂骨折（Ⅴb型）。在治疗选择上用重建钢板和空心螺钉固定，恢复肩胛体、肩胛盂及喙突稳定性。手术入路选择改良 Judet 入路，既可以显露肩胛骨外侧缘，也可以显露肩胛盂关节面。术后的康复练习不可忽视。做好围手术期镇痛，消除恐惧心理，鼓励患侧关节早期活动，避免因关节周围软组织粘连和肌肉萎缩造成后期关节活动困难的情况出现。出院后的肩关节功能康复最好在康复理疗医师指导或帮助下进行，以免造成骨折移位、内固定失效或肩关节功能不良，这点需要临床医师注意。

参考文献

1. 周焱涛，侯念宗，罗政.手术治疗合并锁骨骨折的肩胛骨体部骨折.临床骨科杂志，2015，18（2）：252-252.

2. 敖荣广，禹宝庆，黄建明，等.外侧柱单钢板固定治疗肩胛骨体部骨折的初步疗效.中华创伤骨科杂志，2014，16（10）：839-842.

3. 彭耀庆，许辉.钛网与重建钢板治疗不稳定型粉碎性肩胛骨体部骨折的比较研究.中国骨与关节损伤杂志，2011，26（11）：983-985.

002 髓内针内固定治疗肱骨近端骨折（Neer Ⅲ型）1例

病历摘要

患者，男性，60岁。骑电动车摔倒致左侧肩部伤痛1天，来院就诊。

[查体] 患侧肩部至上臂皮下淤血、青紫，皮肤软组织肿胀，压痛明显，肩关节活动疼痛、受限。患肢末梢感觉正常、血运好。

[辅助检查] 左肩部X线及三维CT检查示左肱骨近端骨折（图2-1）。

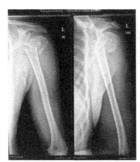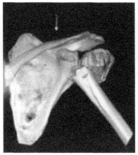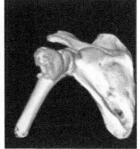

图2-1 术前X线及CT

[诊断] 左肱骨近端骨折（Neer Ⅲ型，二部分骨折）。

[治疗] 入院后患肢悬吊制动。于伤后4天行切开复位髓内针内固定手术。术后X线检查示骨折复位及内固定良好（图2-2）。术后4天痊愈出院。

笔记

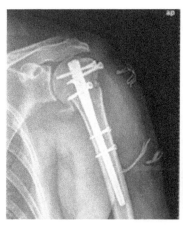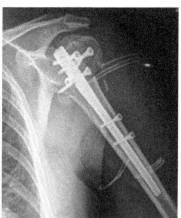

图2-2 术后X线

病例分析

Neer（1970年）在Codman的四部分骨块分类基础上提出Neer分类方法。该分类方法包含骨折的解剖部位、骨块移位的程度和不同组合等因素在内，但分类的主要依据是骨折移位的程度，即以移位＞1 cm或成角畸形＞45°为标准进行分类。本例患者为肱骨外科颈骨折，完全移位，大小结节骨折，但移位成角不大，所以骨折分型为二部分骨折。Neer骨折的移位是相对于肱骨头的。四部分骨折是肱骨近端骨折中最严重的一种，肱骨头坏死率高。但二部分骨折，骨折移位越大，对肱骨头血运的破坏就越大，虽然骨折分型简单，但肱骨头坏死率也会很高。所以诊断时不但要看骨折分型还要看具体骨折部位和移位大小。

肱骨近端髓内钉主要应用在三部分和四部分骨折及其他合并有骨质疏松的病例，有弯钉和直钉之分。由于弯钉开口偏外侧，对肩袖有干扰，而直钉开口偏内侧，经冈上肌进入，对肌腱止点没有影响，所以目前使用直钉较多。髓内钉固定的优势在于固定力臂短，不容易失效，而且髓内钉本身可起到植骨支撑作用，可减少肱骨头移位，抗疲劳断裂效果好；其缺点是学习曲线较长。

病例点评

该患者为男性，60 岁，受伤前肢体功能良好。术前 X 线示骨皮质薄，骨量差。诊断为肱骨近端二部分骨折，Neer 分型为 Ⅲ 型。在治疗上可以选择锁定钢板、髓内针内固定及人工肩关节置换。患者虽然是二部分骨折，但骨折移位大，肱骨头坏死可能性较大，医师需与患者及家属在术前充分沟通，避免不当预期。另外患者有一定程度的骨质疏松，钢板内固定失效的风险较大，综合其年龄，选择髓内针内固定手术。髓内针内固定手术成功的关键在于肱骨头开口位置的选择。一般在大结节顶点内侧约 1 cm 和小结节顶点后侧约 1 cm 的位置开口。只要将髓内针通过肱骨头上开口插入肱骨髓内腔，手术就基本完成了。

患者的体位是手术顺利进行的保证。一般选择沙滩椅体位，患肩外移，使患肢可以后伸，便于躲开肩峰遮挡，不影响肱骨头开口。髓内针对肱骨头移位内翻有较好的控制作用，和锁定钢板一样，对于术后肩关节功能恢复，术中肩袖的缝合和大小结节的固定起很大作用。所以手术中一定要注意对肩袖和大小结节的缝合固定。

肩关节功能的康复离不开科学持续的术后康复训练。

原则上，术后 24 小时至 2 周以被动活动为主；2 周至 4 周以肌肉舒张等主动活动为主；术后 6 周有骨痂形成时，应积极主动进行抗阻练习；术后 3 个月逐步恢复患肩的活动范围和肌力。循序渐进的科学训练是骨折愈合和功能良好的保障。

参考文献

1. 姜保国，陈建海.肱骨近端骨折的治疗.北京大学学报（医学版），2012，44（6）：821-823.

2. 李鹏.锁定板固定治疗肱骨近端骨折的临床疗效分析.齐齐哈尔医学院学报，2012，33（5）：605-606.

3. 陆晴友，王秋根，张秋林，等.肱骨近端骨折的手术治疗.中华创伤骨科杂志，2003，5（4）：316-319.

003　切开复位钢板内固定治疗肱骨近端骨折（Neer V型）1例

病历摘要

患者，男性，63岁。爬梯子时因梯子滑倒，摔伤左侧肩部半天，来院急诊。

[查体]　左侧肩部至肘部皮下淤青，皮肤软组织肿胀，压痛明显，肩关节活动疼痛、受限。患肢末梢感觉正常、血运好。

[辅助检查]　左肩部X线及三维CT检查示左肱骨近端骨折（图3-1）。

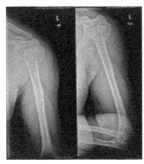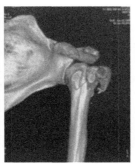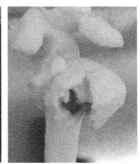

图3-1　术前X线及CT

[诊断]　左肱骨近端骨折（Neer V型，四部分骨折）。

[治疗]　入院后患肢悬吊制动。于伤后3天行切开复位内固定手术。术中透视：骨折复位及内固定良好（图3-2）。术后4天患者痊愈出院。

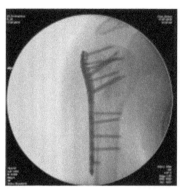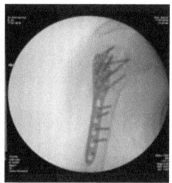

图 3-2　术中透视

病例分析

肱骨近端骨折是指大结节基底部以上部位的骨折，在临床上比较常见，占全身骨折的 4% ～ 5%。其治疗是临床上的热点也是难点。

骨折的分型目前以 Neer 分型在临床中应用最为广泛。分型主要依据是肱骨近端四部分理论（肱骨头、大结节、小结节、肱骨干近端）和骨折移位情况。移位标准是以肱骨头为参照物来判定骨折的移位程度。参照肱骨头与骨折块≥ 45° 成角或者骨折块间距离超过 1 cm 时视为移位。①一部分骨折：是指一条或多条骨折线，但无骨折移位。②二部分骨折：指肱骨近端四部分中，某一部分发生移位。临床常见的是外科颈骨折和大结节撕脱骨折，小结节骨折和单纯解剖颈骨折较为少见。a. 大结节骨折：多种暴力可引起大结节骨折，如肩猛烈外展、直接暴力等。骨折后，由于冈上肌的牵拉可出现大结节向上、向后移位，骨折后往往合并肩袖肌腱或肩袖间隙的纵行撕裂。大结节撕脱骨折可以被认为是特殊类型的肩袖撕裂。b. 外科颈骨折：发生于肱骨干骺端、大结节与小结节基底部，占肩部骨折的 11%。外科颈骨折由于远端胸大肌和近端肩袖牵拉而向前成角。临床根据移位情况而分为内收型和外展型骨折。c.解剖颈骨折：单纯解剖颈骨折临床少见，由于骨折会造成肱骨头血运破坏较重，故骨折愈合困难、肱骨头坏死率高。d. 小结节骨折：单纯的小结节骨折临床少见，常和外科颈骨折同时发生。③三部分骨折：3 个主要结构骨折和移位，常见于外科颈骨折合并大结节骨折并移位。三部分骨折时，肱骨头仍保留有较好的血运。④四部分骨折：4 个解剖部位均有骨折和移位，是肱骨近端骨折中最严重的一种。肱骨头的解剖颈骨折使肱骨头血供系统破坏，肱骨头坏死率高。

对于肱骨头坏死风险判断主要基于内侧干骺端骨折移位＞ 2 mm 或骨折线距离肱骨头下缘＜ 8 mm 时，肱骨头坏死率特别高。关于手术指征，在临床上骨折移位超过 5 mm；内翻或外翻变异超过 20°；干骺端移位超过其直径的 50% 者，均建议手术治疗。手术主要分为内固定和人工肩关节置换。内固定选择一般有：锁定钢板，髓内钉，空心螺钉。手术入路应用最多的是经典的前外侧（胸三角肌）入路，其次是近几年开始的外侧入路和外侧 MIPPO 技术。

经典的前外侧入路主要是注意尽量避免损伤头静脉，外侧入路要注意避免损伤腋神经。一般在肩峰下 5 cm 以内，超过 5 cm 时操作时要小心。肱骨近端髓内钉主要应用在三部分和四部分骨折。对于高龄患者，合并有骨质疏松、四部分骨折或骨折伴脱位时，肱骨头坏死的风险高。内固定失效或肱骨头坏死的病例可以进行肱骨头置换手术治疗。

病例点评

　　该患者为男性，63 岁，受伤前肢体功能良好，无明显骨质疏松。诊断为肱骨近端四部分骨折，Neer 分型为 V 型。在治疗上，锁定钢板、髓内针内固定及人工肩关节置换都可以选择。内固定成功的关键在于内侧皮质的复位和支撑，内侧皮质解剖复位、内侧支撑螺钉、髓内结构性植骨等都是避免骨折移位和内固定失效的重要方法。肩袖可靠缝合修复，这对术后肩关节功能的恢复及肩部疼痛的控制至关重要。另外术后的康复练习不可忽视。尽量做好围手术期镇痛，消除恐惧心理，鼓励早期活动。最好以骨科医生为主导，在康复理疗医生指导下进行为期 9 个月到 1 年的康复训练，一般临床疗效良好。忽视康复锻炼而造成骨折移位、内固定失效或肩关节功能不良的病例在临床上屡见不鲜，希望得到骨科医师的高度重视。

参考文献

1. 权魏 . 加压锁定钢板治疗肱骨近端骨折的疗效观察 . 现代诊断与治疗，2013，24（3）：651-652.

2. 南吉 . 解剖型锁定钢板治疗肱骨近端不稳定性骨折 . 中国保健营养（中旬刊），2012，z1：111.

3. 玉山江·阿布都克里木 . 肱骨近端加压锁定钢板与传统钢板治疗肱骨近端骨折的临床疗效比较 . 医学信息，2016，29（27）：243-244.

4. 司荣飞 . 肱骨近端锁定钢板与传统 AO 钢板治疗老年肱骨近端骨折的比较 . 中国医药指南，2012，10（7）：185-186.

5. 李文举 . 肱骨近端锁定钢板治疗肱骨近端骨折25 例 . 中国医药指南，2015（6）：149.

004 髓内钉治疗老年肱骨干骨折1例

病历摘要

患者，男性，69岁。于2018年10月18日摔倒致右上臂受伤，伤后右上臂疼痛、肿胀、活动受限，当时无头痛、头晕、恶心、呕吐等症状，就诊于我院，行X线检查示右肱骨干骨折（图4-1），建议住院治疗。

患者近半年来，精神食欲尚可，大小便正常，体重未见明显变化。

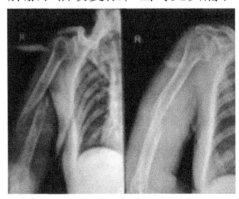

图4-1 术前X线

[既往史] 类风湿性关节炎10年余，平素口服美洛昔康片及雷公藤片；2014年因双侧股骨头坏死行双侧人工关节置换术。否认高血压、心脏病、糖尿病病史，否认肝炎、结核等传染病史，否认药物、食物过敏史。

[查体] 一般情况可，生命体征平稳，全身皮肤、黏膜未见黄染，全身浅表淋巴结未触及肿大。脊柱生理弯曲存在，各棘突未触及压痛及叩击痛，右上臂肿胀、畸形，可见大片淤斑，压痛（＋），右腕关节、右手指活动可，右手虎口区及右手指皮肤感觉正常，右桡动脉、尺动脉搏动可触及，末梢血运正常。

[诊断] 右肱骨干骨折。

［治疗］ 完善相关检查，行闭合复位髓内钉内固定术，术后行X线检查示骨折复位好，髓针位置、长短适当（图4-2）。

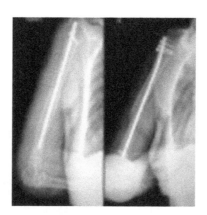

图4-2 术后X线

病例分析

肱骨干骨折属于常见的骨折，占全身骨折的 3% ～ 5%，发病年龄呈双峰分布，以 20 ～ 30 岁和 60 ～ 70 岁人群多见。年轻人多为车祸等高能量损伤所致，老年人多为跌倒等低能量损伤所致。中段 1/3 处骨折最常见，近端 1/3 处骨折次之，开放性骨折率＜ 10%。肱骨是身体活动范围最大的长骨，正常的肩、肘关节活动可以代偿一部分肱骨骨折畸形愈合对上肢功能的影响，因此可以接受前倾 20°、内翻 30° 及短缩 3 cm 的畸形。肱骨干骨折容易合并桡神经损伤，出现桡神经麻痹，发病率占骨折的 12%；肱骨干骨折伴随的血管损伤较为少见，发生率约为 3%；伴随正中神经、尺神经损伤罕见。

肱骨干的血供来自旋肱后动脉和肱深动脉的分支，主要营养动脉在肱骨中远段进入骨干。桡神经沟位于肱骨中部后面、自内上斜向外下走行，内有桡神经、肱深血管走行。桡神

笔记

经沟位于肱三头肌内、外侧头之间，于肱骨中下 1/3 交界处穿出外侧肌间隔，在此处桡神经位置较为固定，因此肱骨中下 1/3 部分的骨折移位，容易造成桡神经损伤。

肱骨干在剖面上呈自上而下的过渡形态。上端呈不规则的圆形；中段呈一顶角朝前的三角形，分为前内侧面、前外侧面和后侧面；远端逐渐变得扁平。近端及中段骨折钢板放置在前外侧面。远端骨折钢板放置在后侧面或安放在两侧。

肱骨的张力侧根据肘关节正常与否而有所不同。肘关节正常的患者，张力侧位于后方皮质；肘关节僵直的患者，张力侧位于前方皮质。但肱骨后方有桡神经通过，难以作为安放钢板的区域。因为肱骨的负重不如股骨重要，所以将钢板安放在前外侧虽然违反生物力学原理，但仍能获得愈合。

肱骨干骨折的临床评估。①典型表现：疼痛、肿胀、畸形、肢体短缩。②血管检查：主要检查尺动脉及桡动脉搏动，与健侧对比判断血管是否损伤。必要时行多普勒动脉超声检查。③神经检查：主要检查手部虎口区感觉、腕背伸和拇指背伸功能来评估桡神经是否损伤。注意，在行手法复位前及复位后，均应仔细评估桡神经是否损伤，避免在复位过程中桡神经卡压在骨块之间。④开放性损伤患者，需评估皮肤情况（包括腋窝）。

放射学评估。正位、侧位片应包括患侧肩、肘关节，以便排除骨干外部位的骨折或伴随的肘关节损伤（如鹰嘴骨折），评估骨折移位、短缩及粉碎程度。若前臂肿胀或骨性不稳定，则需拍摄前臂影像来确定是否存在漂浮肘损伤（如同侧的肱骨干骨折合并前臂双骨折）。CT、骨扫描和 MRI 多用于

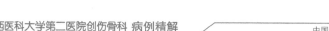

排除病理性骨折。手术目的主要是纠正肱骨干旋转、短缩及成角畸形，恢复血供及神经的连续性。

病例点评

1. 本例患者为老年人，有明显的外伤史，根据 X 线诊断为右肱骨干骨折，术前无桡神经损伤症状，从患者年龄及 X 线检查结果考虑行闭合复位髓内钉内固定术，因为髓内钉固定创伤小、利于患者早期功能锻炼，术中注意进针点及复位（可借助"金手指"）。

2. 手术入路的选择：近端 2/3 骨折，首选肱骨前外侧入路；中远端 1/3 骨折，首选肱骨外侧入路；远端 1/3 骨折，首选肱骨后侧入路；也可选择顺行或逆行髓内钉固定。本例患者选择闭合复位顺行髓内钉内固定术。

3. 体位及术前准备：沙滩椅位，肩胛间区垫枕，肩后伸，使肱骨大结节从肩峰下移到肩峰前、喙肩韧带之下，"C"形臂机置于床头，与手术床平行。切口体表投影：在体表标记肩峰，从肩峰前缘向远端做 3 cm 长纵向切口。为了让导针更容易通过骨折端，可以适当将导针前端折弯，这样可以通过改变导针的方向，在透视下通过骨折断端；若复位有困难，可以在骨折端外侧切开一小口，置入一把 Kocher's 钳，协助控制骨折断端方向，将导针置入骨折远端髓腔。髓内钉末端位于肱骨远端 16 mm 以上，否则有可能损伤远端骨皮质，甚至误入鹰嘴窝。注意扩髓时应保护肩袖结构，不要被软钻卷带而造成损伤。远端锁钉锁定的位置，以通过肱二头肌肌腹为佳，偏内有损伤肱动脉的风险，偏外有损伤桡神经的风险。

4. 保持髓内钉手持平面与肱骨滑车长轴平行，通过"满圆技术"锁定螺钉。由于骨折近端无法固定，可通过旋转髓内钉手柄，观察皮质厚度、纠正骨干旋转畸形，保持该位置锁定近端螺钉。肱骨髓内钉插入深度：以没入大结节皮质为佳，可避免髓内钉撞击肩峰、影响肩关节功能。

5. 对于肱骨干骨折患者，应当进行有效的复位、固定，减少并发症发生，达到及早进行功能锻炼的目的。目前，肱骨干骨折的治疗方式种类繁多，因钢板的固定创伤较大，对骨折血供易造成破坏，且不利于术后愈合，故而近年来，采用髓内钉治疗已成首选。与传统的治疗方式相比较，其具有手术切口小、损伤出血少、对骨膜的影响较小等特点。同时，以髓内钉为基础的中心型固定技术有助于力线的恢复和维持，在应力对抗方面明显优于钢板，并具有抗旋转及短缩功能，又可早期进行功能锻炼，关节功能恢复快，骨折愈合率高。

参考文献

1. KOVAL K J, ZUCKERMAN J D. Handbook of Fractures. 3rd ed. Philadelphia：Lippincott Williams & Wilkins，2006：173.

2. BRINKER M R, O'CONNOR D P. The incidence of fractures and dislocations referred for orthopaedic services in a capitated population. J Bone Joint Surg Am，2004，86（2）：290-297.

3. PRAEMER A, FURNER S, RICE D P. Musculoskeletal conditions in the United States. Rosemont，IL：American Academy of Orthopaedic Surgeons，1999.

4. 唐佩福，王岩. 骨折手术学. 北京：人民军医出版社，2013.

005　切开复位内固定治疗恐怖三联征1例

📋 病历摘要

患者，男性，32岁。摔伤致右肘部疼痛、肿胀伴活动受限1日。当即就诊于山西省某医院，行右肘部X线检查示右桡骨小头骨折，右尺骨冠状突骨折，建议手术治疗，为求进一步诊治，于次日转入我院。

[查体]　右肘部内侧皮肤擦伤，肿胀明显，右肘部压痛（+）、叩击痛（+）。右肘关节活动受限，可触及骨擦感，右上肢皮肤感觉无明显异常，右上肢末梢血运好，右腕关节及右手诸指活动未见异常。

[辅助检查]　行肘部X线及CT检查示右桡骨小头骨折，右尺骨冠状突骨折，右肘关节后脱位，稳定性差（图5-1，图5-2）。

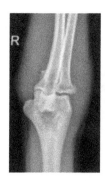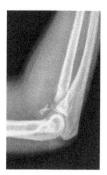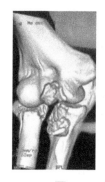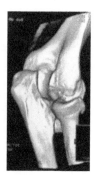

图5-1　右肘关节术前X线　　　　图5-2　术前CT

[诊断]　右肘关节恐怖三联征。

[治疗]　完善术前相关准备，择期行右肘关节恐怖三联征切开复位内固定术。术后复查，正位、侧位 X 线检查示右肘关节骨折复位好，肘关节稳定性恢复好（图 5-3）。术后 4 日出院。

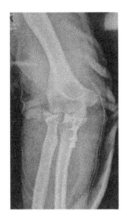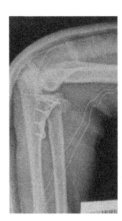

图 5-3　右肘关节术 X 线

病例分析

肘关节是人体最容易发生骨折的部位之一，其中以肘关节恐怖三联征最严重。在 20 世纪 90 年代，Hotchkiss 首次将肘关节后脱位合并尺骨冠状突和桡骨小头骨折命名为肘关节恐怖三联征。这是一种复杂的肘关节损伤，临床上较为少见。除外上述三联损伤，还常伴有肘内侧副韧带（medial collateral ligament，MCL）、外侧副韧带（lateral collateral ligament，LCL）和前臂骨间膜的撕裂，桡骨和（或）尺骨骨折及下尺桡关节分离等。损伤后的肘关节稳定结构遭到严重破坏，容易引起关节不稳定、关节僵硬等并发症，很难治疗，预后通常较差，目前多主张手术治疗。

1.损伤机制。肘关节恐怖三联征是一种上肢伸展位时跌倒导致的高能量损伤，损伤机制尚未完全明确。既往认为是后外侧旋转损伤机制，即身体跌倒时产生外翻和后外侧旋转的轴向暴力，经杠杆作用将肱骨滑车"撬出"尺骨滑车凹，造成肘关节后脱位。该损伤机制中，不同程度的暴力会造成不同损伤。轻微暴力导致肘关节后脱位伴 LCL 和前后关节囊撕裂；中等暴力导致肘关节后脱位和桡骨头骨折；骨折可为任意一型桡骨头骨折，严重暴力可导致肘关节骨折脱位合并桡骨头和尺骨冠状突骨折，即肘关节恐怖三联征。Chantelot 等通过生物力学研究发现，前臂旋前状态在轴向压力作用下可造成肘关节恐怖三联征损伤模型，而前臂旋后状态大多情况下仅造成肘关节单纯脱位。因此认为肘关节恐怖三联征除了后外侧旋转损伤机制外，也可由前臂旋前状态时轴向暴力所致。

2.骨折分型。现今比较认可的分型主要有如下 4 种。

（1）桡骨头骨折分型（Mason 分型）：①Ⅰ型为无移位骨折；②Ⅱ型为有 2 块骨折块移位；③Ⅲ型为移位骨折块超过 2 块累及整个桡骨头且修复困难；④Ⅳ型为骨折伴有肘关节脱位。

Hotchkiss 对该分型进行了补充，Ⅰ型为桡骨头移位＜2 mm；Ⅱ型为桡骨头移位＞2 mm 且能够修复；Ⅲ型为骨折移位后难以修复且需置换整个桡骨头。

（2）冠状突骨折分型（Regan&Morrey 分型），根据骨折块的长度占整个冠状突长度的比例提出：①Ⅰ型为冠状突尖端发生骨折；②Ⅱ型为骨折块长度小于整个冠状突长度的 50%；③Ⅲ型为骨折块长度大于整个冠状突长度的 50%。

（3）冠状突骨折分型（O'Driscoll 改良分型），根据冠状突结构分为冠状突尖端、冠状突前内侧面、冠状突基底 3 个部分的分型。①冠状突尖端分型：Ⅰ型为冠状突尖端骨折块＜2 mm；Ⅱ型为冠状突尖端骨折块＞2 mm，一般的冠状突尖端骨折不累及顶端结节以下部分。②冠状突前内侧面分型：Ⅲ型为尖端内侧至顶端结节前侧部分的骨折；Ⅳ型为冠状突尖端至顶端结节前侧部分的骨折，包括了Ⅲ型骨折；Ⅴ型为前内侧至顶端结节的骨折。③冠状突基底分型：冠状突基底骨折一般累及到整个冠状突，超过 50%。Ⅵ型为只累及整个冠状突的骨折；Ⅶ型为累及整个冠状突后合并尺骨鹰嘴的骨折。

（4）肘关节恐怖三联征的改良分型基于骨性结构（桡骨头、冠状突、尺骨鹰嘴）和软组织结构（MCL、LCL 复合体）损伤情况，该分型方法简单实用，对临床治疗方法的选择具有一定的指导作用。

3. 诊断。患者有明确的外伤史，局部肿胀、压痛、畸形及功能障碍是肘关节恐怖三联征的主要临床表现。接诊时应详细询问患者的受伤经过。肘关节的正位、侧位 X 线检查可以确定骨折部位及骨折脱位情况。CT 三维重建可以清楚地显示骨折块的大小和准确位置。MRI 在观察有无肘关节隐性骨折和软组织、韧带损伤方面有一定价值。

4. 治疗。

（1）治疗目标。达到肘部同心圆性中心复位及重建可靠的稳定性；早期活动；改善肘关节功能；减少并发症。

（2）治疗方法。①保守治疗（闭合复位石膏固定）适应证：肘关节的关节面对合良好；桡骨头和冠状突的骨折块相对较小；闭合复位后骨折移位不明显；在肘关节活动过程中无机械性阻挡。②手术治疗适应证：肱尺关节或肱桡关节复位失败或复位后无法维持正常的解剖关系；无法保证肘关节在正常功能性活动范围内维持复位；移位的桡骨头骨折碎片限制了前臂的旋转功能。③标准的手术治疗原则：恢复冠状突的结构及稳定性；恢复外侧柱的稳定性，桡骨头固定或假体置换；修补LCL复合体；在前臂用旋前30°～130°屈伸判断肘关节的稳定性；修补MCL；如常规修复不能维持关节稳定，可应用外固定进行辅助固定。④铰链外固定支架：手术修复内外侧结构后，肘关节仍不稳定，尺骨旋转不稳定时，为了避免关节制动导致的关节僵硬，便于术后早期进行功能锻炼，可考虑用铰链式肘关节支架。

（3）术后处理与康复：传统石膏外固定4～6周后开始进行功能锻炼。联合使用铰链外固定支架既可稳定关节又可早期进行功能锻炼；术后4～6天即进行持续被动或主动活动，术后适时锻炼可加快康复，防止肘关节僵硬。术中需要反复确认肘关节的稳定性，术后第2天即可开始小幅度的屈伸活动，在肘关节屈曲90°内前后旋转伸屈，避免完全伸肘。术后早期的康复训练没有统一的标准，根据患者的损伤类型不同，术后康复训练的方法也随之调整。基本的原则是在保护骨性结构和软组织修复的前提下，维持同心圆性复位，开始肘关节的早期活动。若MCL损伤、LCL完整，则活动时需防止后外侧关节不稳定，保护外侧韧带；若MCL、LCL都损伤时，关节则位于屈曲中立位。术后8～10周骨性结构和韧带组织修复时，可以进行适量的力量锻炼，在整个康复的过程中，患者要定期地复查肘关节X线，根据具体康复情况，在专业人员指导下进行康复训练。

5.并发症。①异位骨化；②肘关节僵硬；③肘关节不稳；④创伤性关节炎等。

病例点评

1. 肘关节恐怖三联征是肘部骨折及脱位中的最严重的损伤，发病率较低，预后较差。该患者为青年男性，桡骨头及尺骨冠状突骨折移位明显，保守治疗预后较差，将严重影响肘关节功能，不能满足日常生活需要。

2. 明确诊断，详细了解该骨折分型，充分做好术前相关准备，明确手术目的及手术原则，采取手术治疗。术中在充分保护周围软组织的前提下，尽量达到解剖复位并牢固固定，恢复肘关节稳定性，有助于术后早期进行功能锻炼，改善肘关节功能，减少相关并发症的发生。

3. 术后科学的康复锻炼也尤为重要，可以最大限度地恢复肘关节的功能，减少肘关节僵硬等并发症的发生。

参考文献

1. ROGERS L F. Fractures and dislocations of the elbow. Seminars in Roentgenology，1978，13（2）：97-107.

2. CHEMAMA B，BONNEVIALLE N，PETER O，et al. Terrible triad injury of the elbow：how to improve outcomes? Orthop Traumatol Surg Res，2010，96（2）：147-154.

3. CLOSKEY R F，GOODE J R，KIRSCHENBAUM D，et al. The role of the coronoid process in elbow stability. A biomechanical analysis of axial loading. J Bone

Joint Surg Am，2000，82（12）：1749-1753.

4. CHANTELOT C，WAVREILLE G，DOS REMEDIOS C，et al. Intra-articular compressive stress of the elbow joint in extension：an experimental study using Fuji films. Surg Radiol Anat，2008，30（2）：103-111.

5. PUGH D M，WILD L M，SCHEMITSCH E H，et al. Standard surgical protocol to treat elbow dislocations with radial head and coronoid fractures. Surgical technique. J Bone Joint Sur Am，2004，86（6）：1122-1130.

6. DOORNBERG J N，VAN DUIJN J，RING D. Coronoid fracture height in terrible-triad injuries. J Hand Surg Am，2006，31（5）：794-797.

006 结合桡骨头置换治疗恐怖三联征 1 例

病历摘要

患者，男性，46 岁。2019 年 5 月 24 日晚 8 时摔倒致右肘关节肿胀、疼痛伴活动受限，于当地医院急诊行右肘关节 X 线检查示右肘关节恐怖三联征，给予复位固定，抗感染治疗（具体不详），随后肿胀减轻，仍有疼痛。为求进一步治疗，就诊于我院门诊。自发病以来，精神可，食欲欠佳，睡眠佳，大小便正常，体重未见明显改变。

[既往史] 体健，否认高血压病、糖尿病等病史；秋季鼻炎 10 余年，未治疗。否认肝炎、结核等传染病史，否认手术、外伤、输血史，否认食物过敏史。

[查体] 脊柱呈正常生理弯曲，各棘突及棘突旁无压痛及叩击痛。右上肢支具固定，拆除支具可见右肘皮温升高，重度肿胀伴水疱形成，局部破溃（图 6-1），右肘部压痛（＋）、叩击痛（＋），右上肢纵向叩击痛（＋），右肘关节活动受限，右上肢末梢血运、感觉及运动可，左上肢未见明显异常，生理反射存在，病理反射未引出。

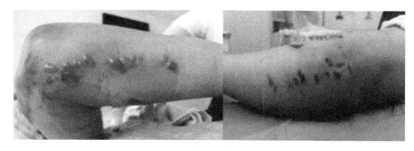

图 6-1 入院及术前内侧皮肤

[诊断] 右肘关节恐怖三联征。

[治疗] 待软组织条件好后行肘关节恐怖三联征桡骨头置换（+）切开复位内固定术。相关影像学资料：①术前检查（图 6-2 ～图 6-5）；②术后检查（图 6-6 ～图 6-9）。

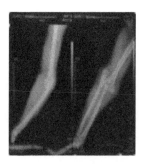

图 6-2　复位前 X 线

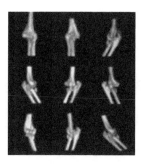

图 6-3　复位前 CT

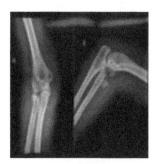

图 6-4　复位后 X 线

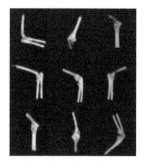

图 6-5　复位后 CT

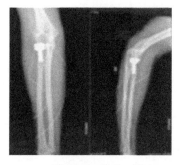

图 6-6　术后 X 线

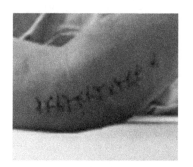

图 6-7　术后外侧切口

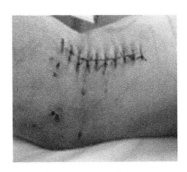

图 6-8　术后内侧切口

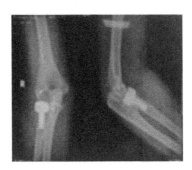

图 6-9　术后 3 周复查

📋 病例分析

1996 年 Hotchkiss 首次在《成人骨折》一书中将肘关节后脱位合并桡骨头和尺骨冠状突骨折命名为恐怖三联征，该类型治疗困难，常引起关节僵硬、关节炎等并发症。2005 年 Armstrong 对这一概念加以补充，重新定义该损伤为肱尺关节后脱位合并尺骨冠状突骨折、桡骨头骨折及 LCL 损伤，此外可能伴有 MCL、屈肌旋前圆肌止点、伸肌总腱、肱骨小头及尺骨滑车切迹等软骨损伤。近年来在恐怖三联征损伤的诊断和治疗方面取得了飞速的进展，预后也较过去好很多，故而国内部分学者认为"恐怖三联征"一词不再准确，可将其定义为肘关节三联征。

肘关节三联征是一种严重的复杂损伤，其特点是：肱尺关节向后脱位；上尺桡关节多稳定；冠状突骨折绝大多数在其高度 50% 以下（即 Regon 和 Morry 分型 I 型和 II 型），基本为横断骨折，包括前关节囊附着点处骨折。治疗时不仅要注意 X 线检查可见的损伤，还要特别重视肘部稳定性及软组织损伤。目前主要依据桡骨小头骨折分型、冠状突骨折分型及韧带损伤分型综合评定肘关节三联征损伤程度，用来进一步指导我们的治疗。

1. 桡骨头骨折分型——Mason-Johnson 分型。Ⅰ型：为无移位骨折或移位较小的桡骨头或桡骨颈的骨折，关节内的骨折为移位＜2 mm 的小的撕脱性骨折；Ⅱ型：为骨折移位＞2 mm 的桡骨头骨折；Ⅲ型：为桡骨头粉碎性骨折；Ⅳ型：为桡骨头粉碎性骨折伴肘关节脱位的桡骨头骨折。

2. 尺骨冠状突骨折分型。

（1）Regon 和 Morry 分型。①Ⅰ型骨折为冠状突尖的骨折；②Ⅱ型骨折为骨折块高度≤50% 冠状突高度的单一骨折或粉碎性骨折；③Ⅲ型骨折为骨折块高度≥50% 冠状突高度的单一或粉碎性骨折。

（2）O'Driscoll 分型（表 6-1）。冠状突骨折 O'Driscoll 分型标准较 Regon 和 Morry 分型标准的亮点为：提出Ⅱ型冠状突前内侧面骨折，即与内侧韧带复合体前束冠状突附着点（高耸结节区）相关的骨折分型。

表 6-1　O'Driscoll 分型

Ⅰ型：尖部	a：≤2 mm 冠状突高度（即片状骨折） b：＞2 mm 冠状突高度
Ⅱ型：前内侧	a：前内缘 b：前内缘 + 尖部 c：前内缘 + 高耸结节 ± 尖部
Ⅲ型：基底	a：冠状突体和基底 b：经鹰嘴基底的冠状突骨折

3. 韧带分型标准。

①Ⅰ型软组织损伤为 LCL 复合体损伤，无 MCL 复合体损伤；②Ⅱ型软组织损伤为 LCL 损伤，伴有 MCL 损伤，但 MCL 的连续性保持完整；③Ⅲ型软组织损伤为 LCL 损伤，伴有 MCL 完全损伤。

综上，手术治疗原则包括：①通过固定冠状突骨折（Ⅱ型、Ⅲ型）或修复前关节囊（Ⅰ型）恢复冠状突稳定性；②通过固定骨折或用金属小头置换恢复桡骨头稳定性；③通过修复 LCL 复合体和相关的次要约束带，如伸肌总腱的起始部和（或）后外侧关节囊，恢复外侧的稳定性；④对残留后侧不稳的患者修复 MCL；⑤当常规的修复无法建立有效的关节稳定性时，可以加用肘关节铰链型外固定架，以方便患者的早期活动。

病例点评

1. 本例患者桡骨头骨折为 Mason Ⅳ型、Regon 和 Morry 分型Ⅱ型（O'Driscoll 分型Ⅰb 型），韧带损伤程度经手术中确定为Ⅲ型软组织损伤。

2. 大多数情况优先选择内固定而不是置换手术，行桡骨小头置换的适应证包括：①骨折块较多、内固定易导致桡骨头不愈合者。②行桡骨小头内固定不稳、内固定材料安置受限及内固定材料安置后关节活动受限。本例患者桡骨头粉碎性骨折难以复位，故选择桡骨头置换术。

3. 术中行外侧入路暴露桡骨小头、安置桡骨小头试模并确定高度；后行内侧入路暴露冠状突，用掌骨板拉力钉固定；查体发现内外侧韧带均有损伤，行内侧韧带复合体加强固定及外侧韧带复合体锚钉固定，再次查体示内固定稳定，术毕。

4. 肘关节恐怖三联征是后外侧旋转不稳定的其中一种表现，"Horii 环"有助于解释肘恐怖三联征的受伤机制，即肩部外展，身体落在伸出的手上，肘关节弯曲时在肘部产生轴向力。当接近地面，外翻和旋后力矩施加到肘部，软组织损伤进展沿"环"从外侧到内侧。治疗恐怖三联征应对其受伤机制充分了解。原位复位外侧韧带复合体，用锚钉固定或韧带线缝合。

5. 入路的选择：若 MRI 显示内侧韧带复合体无明显损伤，则行前入路冠状突坚强固定。若 MRI 显示内侧韧带复合体损伤，则经前内侧"过顶"入路，行冠状突坚强固定及内侧韧带复合体锚钉固定或韧带线缝合。

6. 术中行肘关节旋前位 X 线照射，观察肘关节是否脱位，行肘关节屈伸及旋转活动检测肘关节后外侧稳定性及关节活动是否受限。若肘关节不稳定或活动受限，则行前关节囊加强缝合。

7. 术后待患者病情稳定，即刻行肘关节屈伸 30°～120° 肘关节功能锻炼，术后 3 周，3 次 / 天，1～2 下 / 次，随后逐渐加强。其余时间肘关节屈曲 90° 旋前中立位支具固定 4～6 周；术后连续放疗 5 天，1 次 / 天，2 Gy/ 次；术后 3 周口服吲哚美辛 3 次 / 天，25 mg/ 次；术后 1 周口服塞来昔布，2 次 / 天，

200 mg/ 次，以减轻患者疼痛，允许其早期活动进行肘部锻炼。

参考文献

1. REGON W，MORRY B. Fractures of the coronoid process of ulna. J Bone Joint Surg Am，1989，71（9）：1348-1354.

2. O'DRISCOLL S W，JUPITER J B，COHEN M S，et al. Difficult elbow fractures： pearls and pitfalls . Instr Course Lect，2003，52：113-134.

3. 王亦璁，姜保国 . 骨与关节损伤 . 5 版 . 北京：人民卫生出版社，2012.

007 掌侧锁定钢板治疗桡骨远端粉碎性骨折 1 例

病历摘要

患者，女性，78 岁。因摔伤致右腕关节肿痛、活动受限22 小时入院。患者于 2018 年 8 月 17 日 12 时插插座时不慎摔倒，右腕背部撑地，当即感右腕关节肿痛、活动受限。当时无出血，无恶心、呕吐、头晕等症状，就诊于忻州市某医院，行相关检查后（具体不详）建议转上级医院继续治疗，遂于当日就诊于我院门诊。行影像学检查示右桡骨远端骨折（图 7-1），建议入院手术治疗。

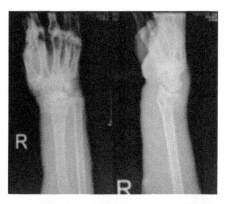

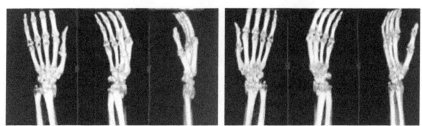

图 7-1 术前 X 线及 CT

[查体]　可见右腕关节肿胀明显、畸形、压痛阳性，右手各指活动可，右手各指皮肤感觉正常，右桡动脉、尺动脉搏动可触及，末梢血运正常。

[诊断]　右桡骨远端粉碎性骨折，骨折线通过关节面。

[治疗]　行切开复位内固定术。术后 X 线检查见图 7-2。

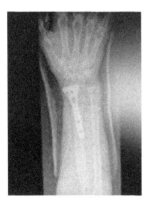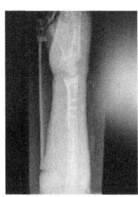

图 7-2　术后 X 线

病例分析

桡骨远端骨折是指距离桡腕关节面约 2.5 cm 以内的骨折，是骨科最常见的损伤，占骨科急诊患者的 17%，常见于年轻男性患者和老年女性患者，年龄分布峰值在 5 ～ 14 岁及 60 ～ 69 岁。老年患者因骨质疏松，多为低能量损伤；年轻患者骨质条件好，多为高能量损伤。简单骨折进行保守治疗成功率高，复杂骨折保守治疗的效果欠佳，经常遗留疼痛、畸形、握力下降等并发症。桡骨远端血供丰富，骨折愈合率非常高。尺、桡骨远端的解剖形态和特点如下。

1. 尺偏角。桡骨尺侧乙状切迹的中点与桡骨茎突最高点

笔记

的连线，同桡骨长轴垂线之间的夹角即为尺偏角，平均值为24°，＜15°具有手术指征。

2. 桡骨茎突高度。经桡骨尺侧乙状切迹的中点向桡骨长轴做垂线，测量该垂线与桡骨茎突最高点之间的距离，即为桡骨茎突高度，平均值为 11.6 mm，该值的测量用于判断桡骨的短缩程度。

3. 尺骨差异。分别经尺骨头平面和桡骨尺侧乙状切迹的中点向桡骨长轴散垂线，获得两条平行线，测量两者之间的距离即为尺骨差异。尺骨差异通常为负值，意味着桡骨长度超过尺骨，平均为 –0.6 mm。骨折后，测量该值可以帮助判断桡骨短缩的程度，尺骨差异超过 5 mm 具有手术指征；

4. 掌倾角。在侧位片上，桡骨长轴的垂线和桡骨上下唇连线间的夹角，即为掌倾角，平均值为 10°。桡骨远端骨折后，依据受伤的机制不同，骨折块会发生成角移位，掌倾角也随之变大或变小，骨折复位要求恢复掌倾角，掌倾角可以作为术中复位的参考值。

5. AP 距离。在侧位片上，测量桡骨远端掌侧唇与背侧唇之间的距离，即为 AP 距离。该值男性平均为 20 mm，女性平均为 18 mm。AP 距离的增加，意味着掌侧骨块和背侧骨块分离，提示在桡月窝可能存在经关节面的骨折。另外，AP 距离的增加还是部分乙状切迹骨折的唯一征象。

6. Lister 结节。桡骨远端背侧有一小骨凸，被称为 Lister 结节，该结节对拇长伸肌腱起稳定作用。桡骨远端掌侧面比较平坦，适于安放钢板，而背侧面因为该结节的存在安放钢板不易帖服。也正因为如此，桡骨远端背侧钢板通常设计成两块，以避让 Lister 结节来固定。

7. 下尺桡关节的稳定结构。下尺桡关节的外在稳定结构包括尺侧腕伸肌腱及其腱鞘、旋前方肌、骨间膜。下尺桡关节的内在稳定结构主要指三角纤维软骨复合体（triangular fibrocartilage complex，TFCC），包括负责传递腕部 20% 压缩应力的软骨盘、浅部纤维（分为掌侧、背侧两部分，自乙状切迹掌侧、背侧边缘至桡骨茎突基底部）、深部纤维（分为掌侧、背侧两部分，自乙状切迹掌侧、背侧边缘至尺骨头窝处）和两条软骨盘腕骨韧带（软骨盘－月骨、软骨盘－三角骨）。

8. 尺骨茎突骨折与下尺桡关节稳定性。50% 以上的桡骨远端骨折会合并尺骨茎突骨折，其中 39% 的尺骨茎突骨折累及尺骨茎突基部，特别是尺骨茎突基底部斜行骨折容易累及 TFCC 深部韧带在尺骨头窝处的附着点；当尺骨茎突骨折导致下尺桡关节不稳时，应当手术固定。

本例患者诊断明确，桡骨远端骨折且骨折线通过关节面（Barton 骨折），保守治疗效果差，应手术治疗，手术方案为切开复位内固定术。术后患者恢复好，早期可行功能锻炼。

病例点评

1. 本例患者为老年人，有明显外伤史，根据 X 线诊断为右桡骨远端骨折，术前无神经损伤症状，从患者年龄及 X 线检查结果考虑行切开复位内固定术。

2. 手术目的是恢复关节面的平整及相邻关节面之间的吻合关系，重建关节的稳定性，恢复一个无痛且功能良好的腕关节。

3.非锁定钢板，应用支撑钢板的原理，原则上安放在骨块移位不稳的一侧。对于中间背侧骨块，采取背侧入路，钢板安放于背侧；中间掌侧骨块，采取掌侧入路，钢板置于掌侧。锁定钢板可以提供角稳定性，因此出现了通过掌侧钢板固定背侧骨块的技术。

4.术中下尺桡关节稳定性的判定。在固定了桡骨远端骨折后，必须检验下尺桡关节的稳定性，在极度旋前位，TECC深部韧带的掌侧韧带紧张，起主要稳定作用，此时向背侧推尺骨头，并向掌侧拉桡骨远端，检查下尺桡关节的稳定性，在极度旋后位，向掌侧推尺骨头，并向背侧推桡骨远端。

5.桡骨远端骨折选择合理的治疗方式时，需要综合考虑骨折的类型、有无伴随损伤，患者年龄、日常活动度、生活习惯和骨质疏松水平。对于稳定的桡骨远端骨折，保守治疗可以获得良好的预后。当桡骨短缩超过 5 mm、背侧成角＞20°、桡骨背侧皮质粉碎、合并尺骨骨折或关节内骨折时，骨折多不稳定，往往需要切开复位内固定治疗。年轻患者影像学解剖复位和腕关节功能正相关，且出于对外观的要求，多需要手术治疗以恢复良好的解剖结构；对于年龄＞60岁且对腕关节功能要求不高的患者，由于对畸形愈合或局部疼痛更能耐受，可以选择保守治疗，但若患者对腕关节活动的要求较高，可以选择更加积极的手术治疗以便更快康复并获得独立生活、恢复日常活动的能力。钢板螺钉内固定近年来的应用明显增加，临床上可供选择的钢板螺钉系统种类繁多，背侧钢板由于容易并发伸肌腱断裂、腕关节僵硬和螺钉松动，且背侧切口可能损伤桡神经浅支，临床上的应用逐渐减少；而掌侧钢板由于前臂屈肌腱和桡骨面距离较远，且钢板受旋前方肌保护对肌腱的干扰少，临床上的应用逐渐增多，特别是掌侧锁定钢板，即使在骨质疏松或骨折端向背侧移位的患者也能获得良好的稳定性。

6.桡骨远端骨折是临床常见病、多发病，选择正确的处理方式必须综合考虑骨折的类型、合并的损伤、患者的年龄、日常的生活习惯、骨质疏松程度及手术医师的技术经验，重视桡骨远端骨折的处理有利于改善患者的临床疗效，提高治疗的满意度，减少因功能受限而引起的社会负担，从而获得良好的社会效益。

参考文献

1.　唐佩福，王岩.骨折手术学.北京：人民军医出版社，2013.

2.　GOLDEN G N. Treatment and progrilms of Colles' fracture. Lancet，1963，1（7280）：511-515.

3.　HOLLINGSWORTH R，MORRIS J. The importance of the ulnar side of the wrist in fractures of the distal end of the radius. Injury，1976，7（4）：263-266.

4.　ZHANG Y Z. Clinical epidemiology of orthopedic trauma. New Youk：Thieme Stuttgart，2012：125.

5.　SZABO R，WEBER S C. Comminuted intraarticular fractures of the distal radius. Clin Orthop，1988（230）：39-48.

第二章
骨盆髋臼骨折

008　开放性骨盆骨折急救处理1例

病历摘要

患者，男性，50 岁。陈旧性开放性骨盆骨折 33 天，在当地三甲医院住院治疗，为进一步治疗转入我院。

[查体]　会阴部钢筋穿刺伤致尿道、膀胱损伤，会阴部伤口深部污染腔隙大，污染程度较重，骨盆挤压分离试验（＋），髋部因疼痛活动受限，双下肢感觉及肌力正常，患者术前资料见图 8-1。

[诊断]　骨盆骨折，尿道膀胱损伤，耻骨上膀胱造瘘术后，会阴部外伤合并感染。

笔记

入院后，患者一期行骨盆髋臼骨折切开复位内固定术（+）清创负压封闭引流（vacuum sealing drainage，VSD）安置术，术后患者伤口无感染，1 个月后复查，患者会阴部伤口已闭合，无发热、伤口感染现象，无红肿及窦道的形成，术后 6 周可借助助行器下床活动。患者术中、术后资料见图 8-2 ～图 8-4。

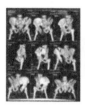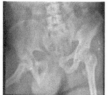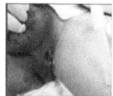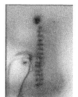

图 8-1　患者术前伤口资料

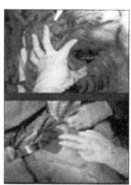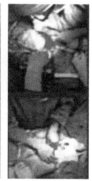

图 8-2　术中照片

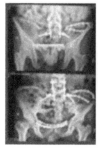

图 8-3　术后 X 线

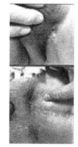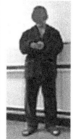

图 8-4　患者术后伤口资料

病例分析

开放性骨盆骨折在临床并不少见，占整个骨盆骨折的 2%～4%，其死亡率为 25%～30%，高于闭合性骨盆骨折。通过上述病例，希望读者对开放性骨盆骨折处理有所掌握，笔者对于骨盆髋臼骨折的急救处理有如下体会。

1. 抢救生命及控制出血。

（1）抢救生命。

（2）控制大出血：①填塞、加压、止血，并一定要标记清楚填塞纱布的数量，避免取出时遗漏，造成感染。②填塞后进行骨盆的固定（如骨盆约束带或外固定架），避免骨折断端的不稳定造成活动性的出血及周围血管、软组织的二次损伤。③如果填塞后仍有血流动力学的不稳定，行介入栓塞，甚至腹主动脉的暂时性阻断。④行腹腔穿刺，甚至灌洗引流术，排除腹部损伤，一旦合并有肝、脾、肾、肠等损伤，积极行手术治疗。⑤警惕腹膜后血肿的发生。

2. 骨盆骨折伤口的处理。

（1）目的：止血、减少预防感染。

（2）方法：①大量的生理盐水、过氧化氢、稀释的碘伏水反复冲洗；②清除没有活性的坏死组织；③充分引流，必要时留置冲洗引流管；④尽量一期闭合伤口；⑤使用 VSD。

3. 内固定或外固定。传统治疗方案是进行外固定治疗，将骨折后不稳定的骨盆进行临时固定。目前，越来越多的学者认为，对于不稳定骨盆骨折，在进行剖腹探查时，可以行一期的内固定。对于是否采取内固定，需综合考虑，如患者的生命

笔记

体征是否平稳、能否耐受再次手术刺激、周围软组织的条件是否允许、伤口的感染的严重程度等。

📋 病例点评

1. 此例患者已受伤 33 天，属于陈旧性的骨盆髋臼骨折，若不手术，将会对患者的生活质量造成极大的影响。

2. 会阴部外伤合并感染，使当地医师望而却步，如果行外固定架安置，无法满意复位。

3. 此病例一期行骨盆髋臼骨折切开复位内固定（＋）清创VSD安置术，术后抗感染治疗，取得了良好的效果，值得借鉴。

参考文献

1. 王满宜，吴新宝，荣国威 . 髋臼骨折 . 中华创伤骨科杂志，2001，3（2）：85-90.

2. 于庆艳，娄靖，张进军 . 骨盆骨折院前急救策略 . 中华急诊医学杂志，2019，28（2）：260-263.

3. LEE C，PORTER K. The prehospital management of pelvic fractures. Emerg Med J，2007，24（2）：130-133.

4. 章银灿，严世贵，楼才俊，等 . 损伤控制骨科理念在骨盆骨折院前急救及治疗中的应用 . 中华创伤骨科杂志，2012，14（5）：420-423.

5. 赵资坚，邹育才，刘梦璋，等 . 骨盆骨折院前急救和院内救治的损伤控制策略应用体会 . 中国矫形外科杂志，2013，21（20）：2019-2024.

6. 林昂如，侯喜君，秦冠军，等 . 骨关节多发性创伤的流行病学分析 . 中华创伤骨科杂志，2006，8（6）：540-543.

7. 马惠敏，潘进社 . 损伤控制骨科理念在骨盆骨折合并血管损伤患者急救护理中的应用 . 中华现代护理杂志，2012，18（12）：1431-1433.

8. 王爱民，李起鸿 . 进一步提高骨关节创伤的治疗水平 . 创伤外科杂志，2002，4（6）：321-323.

009 结合腰骶固定治疗骨盆骨折 1 例

病历摘要

患者，年轻男性。主因车祸伤致髋部疼痛，活动受限入院。患者当时未昏迷，被急救 120 送至当地医院，急行 X 线检查示骨盆骨折。当地建议赴上级医院，后转诊至我院，急诊以骨盆骨折收住我科。

[查体] 患者腰背部及下腹部疼痛，骨盆挤压试验（＋），分离试验（＋）。双上肢肌力 Ⅴ 级，双下肢肌力 Ⅴ 级，神清语利，对答如流。留置尿管来诊，鞍区无麻木，双下肢及踝关节活动自如。

[辅助检查] 术前腹部超声示肝脏、胆囊、胰腺、脾脏未见异常。

[诊断] 骨盆骨折，耻骨联合分离，骶骨骨折，腰椎横突骨折。

[治疗] 完善术前相关检查，定期复查腹部超声情况，排除迟发性肝、脾破裂，择期在全麻下行骨盆骨折后路腰髂螺钉内固定（＋）骨盆前路耻骨联合分离切开复位内固定术。影像学资料见图 9-1 ～图 9-3。

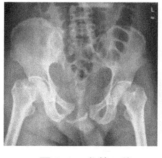
图 9-1 术前 X 线

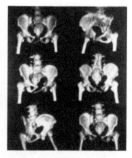
图 9-2 术前三维重建

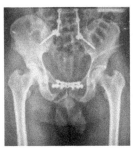 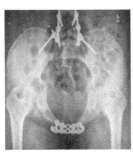 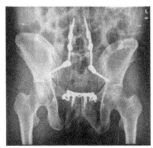

A：正位 X 线　　　　　　B：出口位　　　　　　C：入口位

图 9-3 术后 X 线

病例分析

　　骶骨向上方支撑脊柱，两侧与骨盆环相连。在骨盆损伤中，骶骨骨折占 28% ～ 45%。临床上早期漏诊或治疗不当，是导致骶骨骨折畸形愈合及神经功能不可逆性损害的重要原因之一。因此，对于骶骨骨折及骨盆损伤的分类方法、临床诊断、处理原则和并发症防治等的充分认识，是取得满意疗效的关键。

　　Denis 等对 11 年间收治的 776 例骨盆损伤中的 236 例骶骨骨折病人例进行统计分析，同时按解剖部位将骶骨分为三区并据此将骨折分为 3 种类型：①Ⅰ型损伤占 50%，骨折线位于骶孔外侧的骶骨翼区，有时可能累及骶髂关节。早期神经损伤占 5.9%，常表现为 L_4、L_5、S_1 神经根受累。多数情况下，在侧方挤压型骨盆损伤中，可导致骶骨侧块压缩骨折；在垂直剪力型骨盆损伤中，常造成骨折明显移位。②Ⅱ型损伤占 34%，其纵行骨折线位于骶孔区，骶管保持完好。垂直剪切暴力是造成此类骨折的主要原因。早期神经损伤占 28.4%，常累及 L_5、S_1 或 S_2 神经根，表现为单侧坐骨神经症状；但少数患者可出现膀胱、直肠括约肌及性功能障碍。③Ⅲ型损伤占 16%，临床上凡骨折线累及骶管者均被归类为此型损伤。早期神经损伤占 56.7%，其中合并直肠、膀胱括约肌及性功能障碍者占 76.1%。Denis 分类方法简单、应用广泛，不足之处在于人为地将骶骨骨折与整个骨盆环损伤及其稳定性割裂开来，这无疑对治疗方案的选择缺乏必要的指导意义。本例患者骶骨骨折垂直移位，属于不稳定骨折，又是年轻男性，治疗不要忽视神经损伤的可能性。

病例点评

患者术前诊断为骨盆骨折 Tile C 型，耻骨联合分离、腰椎横突骨折、骶骨骨折。手术方式为稳定骨盆后环，行腰髂内固定（＋）耻骨联合分离切开内固定。该病例属于强暴力损伤，所致的垂直不稳定骨折，使用传统的髂腹股沟入路或 K-L 入路不能解决骨盆垂直不稳定的问题。临床上，不稳定型骶骨骨折的常用内固定方法可以概括为以下几种。

1. 骶髂螺钉固定。主要用于治疗骶骨Ⅰ区纵行骨折或骶骨 U 形骨折等。其优点在于内固定强度相对满意；缺点是术中过度加压可能导致医源性神经损害。Griffin 等证实，骶髂螺钉用于治疗垂直不稳定型骶骨骨折时，术后内固定失效的发生率为 13%。

2. 骶骨棒固定。这种旨在稳定骨盆后柱的单平面二维固定方式，其力学强度明显不足，术后常不能有效地控制骨盆前环的旋转应力或移位趋势，近年来已少有使用。

3. 骨盆后方张力带钢板固定。术中将钢板预弯成 M 形并通过双侧髂嵴跨越骶骨后方形成桥接固定。在 Krappinger 等统计的 23 例垂直不稳定型骨盆损伤中，术后疗效的优良率为74%，骨折平均残存移位为6.1 mm。该固定方法适用范围广，术中能最大限度地避免神经血管损伤；其缺点是内固定强度尚显不足及难以使骨折获得解剖复位。

4. 重建钢板固定。主要用于治疗骶骨横行骨折。当术中骨折复位满意、骶管容量扩大、神经减压充分后，可应用重建钢板沿双侧骶孔外缘纵行固定。

5. 经下腰椎骨盆后方支撑固定。Schildhauer 等应用脊柱椎弓根钉棒系统和骨盆横向固定装置（骶髂螺钉或骶骨后方张力带钢板）对 34 例垂直不稳定型骶骨Ⅰ区、Ⅱ区骨折进行固定。体外模拟单腿站立循环加载试验表明，其力学强度明显优于低髂螺钉等其他内固定方法。目前，这种脊柱骨盆内固定模式已得到多数学者的肯定和认同。本病例采取的腰髂固定就属于后方支撑固定。

参考文献

1. BURGESS A R, EASTRIDGE B J, YOUNG J W, et al. Pelvic ring disuplions：effective classification system and treatment protocols. J Trauma, 1990, 30（7）：848-856.

2. DALAL S A, BURGESS A R, SIEGEL J H, et al. Pelvic fractures in multiple trauma：classification by mechanism is key to pattern of organ injury, resuscitative

requirements and outcome. J Trauma, 1989, 29（7）: 981-1002.

3. WRIGHT C S, MCMURTRY R Y, PICKARD J. A postmortem review of trauma mortalitie-comparative study. J Trauma, 1984, 24（1）: 67-68.

4. SHAW J A, MINO D E, WERNER F W, et al. Posterior stabilization of pelvic fractures by use of threaded compression rods. Cases reports and mechanical testing. Clin Orthop Relt Res, 1985（192）: 240-254.

5. SIMPSON L A, WADDELL J, LEIGHTON R K, et al. Anterior approach and stabilization of the disrupted sacroiliac joint. J Trauma, 1987, 27（12）: 1332-1339.

010　腰髂固定技术治疗骶骨骨折 1 例

病历摘要

患者，女性，22 岁。2019 年 4 月 30 日从三楼坠落摔伤，当即意识不清，呼之不应，随后意识逐渐清醒（具体情况不详），有大小便失禁，后自行恢复正常，有头晕、头痛，无恶心、呕吐等症状，被紧急送往当地医院，行 X 线检查示骨盆骨折、颅内出血？予心电监护、输血、补液、抗感染、营养支持、支具固定等对症治疗。当地医院建议转上级医院进一步治疗，遂于 5 月 5 日转至我院重症病区。患者自受伤以来，饮食睡眠差，大小便可，体重无明显变化，精神状态不佳。

[既往史]　体健，否认肝炎、结核等传染病史，否认手术、外伤史，有输血史，否认食物过敏史。

[查体]　脊柱呈正常生理弯曲，各棘突及棘突旁无压痛及叩击痛。骨盆分离挤压试验（+），右下肢支具固定，拆除支具可见右下肢皮温升高、片状淤青、严重肿胀，未见破溃及窦道形成，右下肢末梢血运感觉可，生理反射存在，病理反射未引出。

[诊断]　骶骨骨折，右 Pilon 骨折，L_2、L_3 腰椎前缘单纯压缩性骨折。

[治疗]　5 月 8 日行骶骨骨折伴神经损伤后路撑开复位、减压、腰髂螺钉内固定术。影像学资料见图 10-1 及图 10-2。

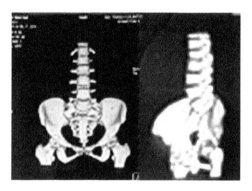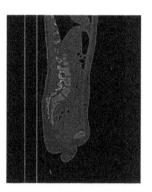

A：骨盆三维重建　　　　　　　　B：骨盆CT

图 10-1　术前影像检查

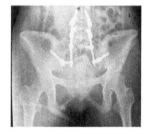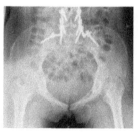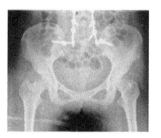

A：骨盆出口位　　　　B：骨盆入口位　　　　C：骨盆正位

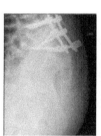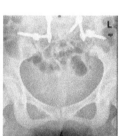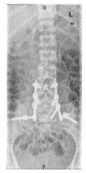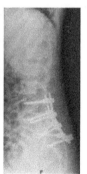

D：骶骨侧位　　E：骶骨前后位　　F：腰椎正位　G：腰椎侧位

图 10-2　术后 X 线

病例分析

1. 骨盆骨折。骨盆环由前环与后环构成。前环由耻骨联合连接的耻骨支和坐骨支构成，耻骨联合中间为纤维软骨盘；后环由骶骨和两个髂骨经骶髂关节连接而成，其连接结构为前骶髂韧带、骨间骶髂韧带、后骶髂韧带、骶结节韧带、骶棘韧带和髂腰韧带。这些软组织对于维持骨盆环的稳定性非常重要。由于人体主要负重线通过骶髂关节传导至股骨颈，因此可以认为骨盆的主要稳定结构位于后方。耻骨联合更像个支撑结构，而非主要的负重和稳定结构。骨盆环骨折时，无论其损伤的是韧带还是骨性结构，都将导致骨盆不稳定，其严重程度取决于骨盆环移位的程度。

骨盆骨折包括稳定骨折和不稳定骨折，后者有较高的致死率和致残率。稳定骨盆骨折一般不需手术治疗，大多数患者经对症处理、保守治疗可以治愈。不稳定骨盆骨折最常见的致伤原因是机动车事故、高处坠落伤、摩托车事故等，治疗方法包括保守治疗和手术治疗，治疗方法的选择取决于伤后骨盆的稳定程度。不稳定骨盆骨折常伴有严重的并发症，如大血管损伤、主要脏器损伤、重要神经损伤等，其中骨盆骨折大出血是骨盆骨折最严重的并发症，是致死的首要原因。对此必须高度警惕、积极处理，才能降低骨盆骨折的致死率。

对骨盆创伤的准确诊断是一切正确治疗的基础，其中最重要的是要准确判断骨盆骨折是否稳定，这对于其后的治疗有重要的指导意义。骨盆骨折 AO 分型可判断骨盆的稳定性（表 10-1）。

笔记

表 10-1　骨盆骨折的 AO 分型

分型		表现
A 型 稳定型， 后弓完整	A1	撕脱骨折
	A1.1	髂前上棘
	A1.2	髂嵴
	A1.3	坐骨结节
	A2	耻骨骨折（直接暴力）
	A2.1	骶骨翼骨折
	A2.2	单侧前弓骨折
	A2.3	双侧前弓骨折
	A3	骶骨尾侧至 S2 的横形骨折
	A3.1	骶尾关节脱位
	A3.2	骶骨未脱位
	A3.3	骶骨脱位
B 型 部分稳定， 后弓不完全破裂， 旋转	B1	外部旋转不稳定，翻书样损伤，单侧
	B1.1	骶髂关节前方破裂
	B1.2	骶骨骨折
	B2	单侧，内部旋转（侧方挤压）
	B2.1	骶骨前方挤压骨折
	B2.2	部分骶髂关节骨折，半脱位
	B2.3	不完全髂骨后方骨折
	B3	双侧
	B3.1	双侧翻书样损伤
	B3.2	侧翻书样损伤，一侧侧方挤压损伤
	B3.3	双侧侧方挤压损伤
C 型 不稳定， 后弓完全破裂	C1	单侧
	C1.1	髂骨骨折
	C1.2	骶髂关节脱位和（或）骨折脱位
	C1.3	骶骨骨折
	C2	双侧损伤，一侧旋转不稳定，一侧垂直不稳定
	C3	双侧损伤，双侧完全不稳定

本例患者骨折部位主要在骶骨，骶骨骨折既可与骨盆其他部位骨折合并存在，也可单独存在。由于骶骨的解剖特点，骶骨骨折极易造成神经损害或遗留顽固性疼痛。关于骶骨骨折的分型，目前 Denis 分型法已被广泛认可，即Ⅰ型指骨折发生在骶孔外侧方；Ⅱ型指骨折位于骶孔区；Ⅲ型指骨折位于骶孔内侧骶骨中间、骶骨横行骨折（骶骨横行骨折有时涉及骶孔，并常呈复杂的 H 形骨折或 T 形骨折，这类骨折在骶骨侧位片上可见显著移位）。

2. 骶骨骨折的复位固定技术。

（1）骶髂螺钉固定：适用于骶骨Ⅰ区或Ⅱ区、移位不严重且不伴有腰骶丛损伤的骨折。

（2）骶后钢板：适用于各种类型的骶骨骨折。其优点是内固定的同时可做骶管减压，为适合骶骨后方的形态，可以把钢板预弯成 M 形，也可通过钢板螺孔，应用螺钉对移位的骶骨骨折进行复位，并增加固定的稳定性。为加强骶骨骨折的稳定性，可在其下方加用横行钢板直接固定骶骨纵行骨折。有时骶骨骨折并非为单一骨折线，如纵行骨折伴有横行骨折时，可另外加用一钢板纵行固定。

（3）脊柱－骨盆内固定：即自腰椎固定至髂骨后区来获得稳定。适合于骶骨横行、"井"形、H 形、T 形等粉碎性骨折。

对于伴有骶神经损伤的Ⅱ型或Ⅲ型骨折应先进行骶椎板切除、骶管减压、骶神经探查，在神经减压、骨折复位完成后，向两侧分离显露双侧髂嵴后区，分别植入椎弓根螺钉，在 L_4 和 L_5 的两侧椎弓根分别拧入 2 枚椎弓根螺钉，然后在双侧髂骨内各拧入 1 枚螺钉，采用标准的椎弓根内固定系统，插入连棒，根据骨折移位情况提升、固定钉棒。该固定系统可单侧固定，也可双侧同时固定。

（4）经骶骨棒固定：经骶骨棒固定的适应证是移位不严重的骶骨骨折，但要同后路拉力螺钉合用，骶骨棒也适用于骶髂关节脱位、骶骨双侧骨折。

病例点评

本例患者为高处坠落伤，腰椎、骶骨、尾骨均有损伤。患者腰椎为前柱楔形压缩骨折，临床无神经受压症状，可不予治疗；尾骨骨折属稳定性骨折，可行保守治疗。患者骨盆骨折为 AO 分型 C1.3，骶骨骨折Ⅲ型——H 形骨折，伴有神经受压，需手术治疗，合适的手术方式为腰髂固定，其更适合于粉碎性骨折，术中探查神经受压情况。

参考文献

1. 斯冯纳森 . Mercer 骨科创伤学 . 10 版 . 张英泽，译 . 北京：人民卫生出版社，2016.

2. 赵玉沛，陈孝平 . 外科学 . 北京：人民卫生出版社，2016.

3. 王亦璁，姜保国 . 骨与关节损伤 . 5 版 . 北京：人民卫生出版社，2012.

笔记

011　分期治疗骨盆骨折合并多发骨折1例

病历摘要

患者，男性，45岁。2019年6月22日上午发生车祸，右肘、右髋部及右下肢多处剧烈疼痛伴活动受限，未撞伤头部，当时无晕厥、头晕症状，伴有呼吸困难、腹痛、恶心，遂急诊就诊于当地医院。检查示全身多发性骨折、肝破裂、肺挫裂伤。于该院行肝破裂修补术，术后患者要求转入上级医院治疗骨科疾患。遂以"多发伤"收入我科住院治疗。患者自入科以来，精神欠佳，未进食，睡眠较差，留置尿管通畅，未大便。体重未见明显异常。

[既往史]　否认高血压、糖尿病及冠心病等慢性病史，否认肝炎、结核等传染病史，否认手术、外伤、输血史，否认药物、食物过敏史。

[查体]　脊柱呈正常生理弯曲，腰部棘突可触及压痛、叩击痛。腰背部可见一长约12 cm的纵行皮肤浅层伤口。左髋部皮肤无明显色素及淤血、淤斑沉着，皮温略高。左髋部无明显肿胀，压痛（＋），叩击痛（＋）。左下肢石膏托固定，拆开石膏见左膝内侧腘窝处一横行伤口，长约5 cm，已清创缝合。左小腿前侧多处皮肤擦伤，左膝关节、左踝关节因疼痛活动不能，左膝关节外侧压痛明显，左足末梢血运及感觉可，左足各趾活动可，足背动脉可扪及。右下肢未见明显皮肤伤口，右髋

部压痛（＋），右膝关节因疼痛活动不能。右踝关节活动受限，右足内侧可见皮下淤斑，右足背部压痛（＋），右足末梢血运及感觉可，足趾活动可，足背动脉搏动可。生理反射存在，病理反射未引出。余肢体未见明显异常体征。

[诊断]　骨盆骨折，右股骨干骨折，右内踝骨折，右侧尺桡骨骨折，双侧多发肋骨骨折。

[治疗]　7月12日行骨盆骨折经腹直肌旁入路切开复位内固定术；7月17日行右股骨干骨折切开复位内固定（＋）骨盆骨折后路切开复位内固定（＋）右内踝骨折切开复位内固定（＋）右尺桡骨骨折切开复位内固定术。影像学资料见图 11-1 ～图 11-8。

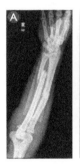

A：正位　　B：侧位

图 11-1　右尺桡骨术前 X 线

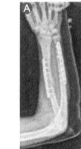

A：正位　　B：侧位

图 11-2　右尺桡骨术后 X 线

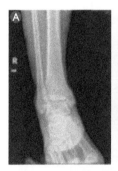

A：正位　　B：侧位

图 11-3　右踝关节术前 X 线

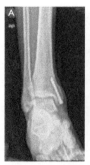

A：正位　　B：侧位

图 11-4　右踝关节术后 X 线

笔记

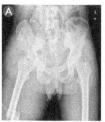 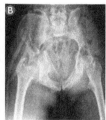 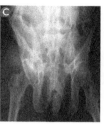 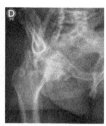

A：骨盆正位　　　B：骨盆入口位　　　C：骨盆出口位　　　D：右闭孔斜位

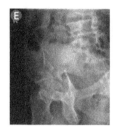 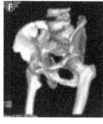 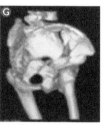

E：右髂骨斜位　　F：骨盆三维重建 1　G：骨盆三维重建 2

图 11-5　骨盆术前 X 线及 CT

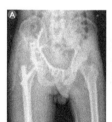 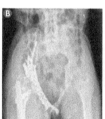 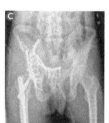 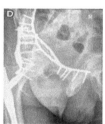

A：骨盆正位　　　B：骨盆入口位　　　C：骨盆出口位　　　D：右闭孔斜位

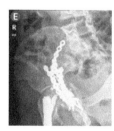 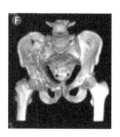 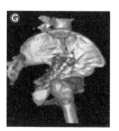

E：右髂骨斜位图　　F：骨盆三维重建 1　　G：骨盆三维重建 2

图 11-6　骨盆术后 X 线及 CT

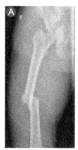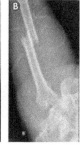

A：正位　　B：侧位

图 11-7　右股骨术前 X 线

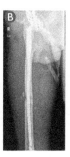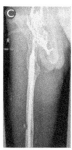

A：正位　　B：侧位　　C：中侧位

图 11-8　右股骨术后 X 线

病例分析

1. 髋臼骨折。髋关节是人体最重要的关节之一，负荷及生理活动度都很大，髋臼一旦发生骨折、移位会造成股骨头和髋臼匹配不良及应力分布和传导的改变。若治疗不当很容易造成不可逆的髋关节损害，如头臼磨损、创伤性关节炎、骨缺血坏死等，这些会造成髋关节疼痛、功能障碍，严重影响患者的工作和生活。

髋臼骨折多为高能量损伤所致，常见于青壮年，可为单纯的髋臼骨折，亦可为骨盆骨折的一部分。但髋臼骨折在局部解剖、损伤机制、诊断和治疗等方面又有自身的特点和规律。

髋臼由耻骨、髂骨和坐骨的连接处构成。Judet 和 Letournel 从临床诊治角度出发，基于髋臼周围倒置 Y 型的骨质结构特点，提出了髋臼两柱学说，将髋臼看作包含于骨盆前、后两个骨柱内的一个凹陷。前柱又称髂耻柱，包括髂峰前部，髋臼前唇、前壁、部分臼顶，下方的全部耻骨、髂骨翼前部及小骨盆入口的前缘。后柱由髂骨的后部分及坐骨构成，又称髂坐柱，包括坐骨大小切迹，髋臼的后唇、后壁、部分臼顶及全部坐骨。另外，从外侧面看，前后柱连接处上方的拱形结构也被称髋臼顶，包括髋臼的上 1/3（负重顶）及髂骨后部；从内侧面看，前、后柱会合形成内侧面，称四边体。

髋臼骨折的 Judet-Letournel 分型由 Judet 于 1964 年首先提出，后经 Letourn 改进，形成了现在的分类形式。该分型将髋臼骨折分为简单骨折和复杂骨折。前者包括：①后壁骨折；②后柱骨折；③前壁骨折；④前柱骨折；⑤横行骨折。后者包括：① T 形骨折；②前柱伴后半横行骨折；③横行伴后壁骨折；④后壁伴后柱骨折；⑤双柱骨折。

在这一分类中，任何类型都可以是简单的（如无移位），也可以是复杂的（骨折粉碎或移位）。同一类型的骨折，损伤程度可以完全不同。因此，对分析同一组资料的不同调查者来说，这些信息的缺乏会导致难以进行正确的比较。例如，一个横行骨折，可以是移位的，也可以是无移位的；可以是粉碎性的，也可以不是；可以合并股骨头中心或后脱位，也可以没有，这些因素均影响预后。

手术适应证：①骨折移位 >3 mm；②合并股骨头脱位或半脱位；③合并关节内游离骨块；④ CT 显示后壁骨折缺损 >40%；⑤移位骨折累及臼顶；⑥无骨质疏松。是否手术还应该考虑手术医师的经验和医疗条件，没有经验的医师对适合手术的患者实施手术可能带来灾难性的后果。治疗时机：建议手术在伤后 5 ～ 7 天最佳，此时出血较少，骨折也相对容易复位。但对于有脱位、开放性骨折、血管及神经损伤者，应该急诊手术。手术指征：根据 Letournel 三原则，凡错位的髋臼骨折均应手术复位，以达 0 ～ 1 mm 错位的要求。只有错位较小（在 1 mm 以内）者可以保守治疗。

2. 股骨干骨折。股骨干骨折是临床上最常见骨折之一，约占全身骨折的 6%，股骨是体内最长、最大的骨骼，且是下肢主要负重骨之一，如果治疗不当，将引起下肢畸形及功能障碍。目前股骨骨折治疗方法较多，必须依据骨折部位、类型及患者年龄等选择比较合理的方法治疗。不管选用何种方法治疗，均必须遵循恢复肢体的力线及长度、无旋转、尽量微创治疗保护骨折局部血供、促进愈合、采用生物学固定方法及早期进行康复的原则。

近年来，由于内固定器械的改进、手术技术的提高及人们对骨折治疗观念的改变，股骨干骨折多趋于手术治疗。在多发损伤的患者 [创伤严重度评分（injury severity score，ISS）> 19]，很多研究表明应在伤后 24 小时内完成股骨干骨折的固定。近来两个回顾性的研究指出骨折固定前需有充分复苏的时间，早期骨折固定应在伤后 2 ～ 4 天。笔者主张多发创伤的患者在血流动力学等周身情况稳定后即应将股骨干骨折固定，以达到患者早期活动并进行有利于其他部位损伤治疗、减少肺部和周身感染并发症的发生、明显地减少死亡率的目的，延迟治疗结果常不满意。单独的股骨干骨折（ISS < 18）修复手术常可在伤后最初的 24 小时内完成。有研究认为超过 72 小时的单独股骨干骨折的患者用髓内钉固定时，肺部等其他部位的感染率即增加。伤前健康的年轻患者，不能确定有无临床脂肪栓塞综合征或其他肺部损害时，应做血液气体分析监测。虽然急症或延迟几天手术内固定的功能结果类同，但延迟治疗无疑会增加住院时间和治疗费用。

髓内钉固定技术已成为成人股骨骨折治疗的"金标准"，

由于内锁技术的发展，髓内钉固定已应用于各个部位的股骨干骨折；钢板与髓内钉固定相比仍存在生物力学及生物学上的缺点，由于钢板的偏心固定方式，负重作用力形成的杠杆臂比髓内钉大 1 ～ 2 cm。

3. 尺桡骨骨折。前臂骨折为日常生活及劳动中常见的损伤，约占骨折总数的 11.2%（包括合并脱位者），青壮年居多。Wareham 等在 2003 年做了前臂（包括腕部）骨折的流行病学调查，结果显示南威尔士 1 年的门诊和住院人数为 120 万人，其中 5013 人为前臂或腕部骨折。发现存在季节的影响，但对不同年龄组影响不同：儿童冬季骨折年发生率最少，为 5.9/1000，而其余季节为 10.7/1000；老年人冬季最多，75 岁以上冬季发生率为 8.2/1000，而其他季节仅为 5.8/1000；其余年龄组没有显现季节影响。

前臂不仅使人类上肢具有一定的长度，其旋转功能对手部灵巧功能的发挥也具有重要作用，因此前臂双骨折后如何最大限度地恢复其功能，是个至关重要的问题。

前臂主司旋转功能，其对手部功能的发挥至关重要，前臂骨折若治疗不当，可造成严重的功能丧失。即使骨折愈合很满意，也会发生严重的功能障碍。肱桡、近端尺桡、肱尺、桡腕和远端尺桡关节及骨间隙必须在其解剖位置，否则会导致功能部分受损。因此，对前臂骨折的治疗，不应视为一般的骨折来处理，而应像对待关节内骨折一样加以处理。

目前，多数人认为对前臂骨折的治疗应持积极态度。保守治疗应仅限于移位不显著或稳定的前臂双骨折，反对反复多次的闭合复位。闭合复位必须满足以下标准才能取得良好的效果：桡骨近端的旋后畸形不得＞30°，尺骨远端的旋转畸形不得＞10°，尺桡骨成角畸形不得＞10°，桡骨的旋转弓应予以恢复。低于此标准，将会造成明显的功能障碍。

病例点评

本例患者为车祸伤，右侧肢体多处骨折，且从受伤到入院治疗的时间较长，一次手术难以完成全部的骨折固定。

本例患者骨盆骨折类型为双柱骨折、髂骨翼粉碎性骨折，骨折移位明显，髋关节脱位，受伤时间较长，术前考虑手术难以复位，行前后联合入路复位髋臼。患者股骨干骨折与髋臼后路切口共用，遂决定先行前路固定，若复位困难，则同时做后路手术；若复位成功，则后路手术与股骨干手术可择期进行。

值得注意的是，本例患者手术时间较晚，骨折处骨痂形成，闭合复位股骨干困难，遂行小切口暴露骨折断端直视下复位，效果满意。

参考文献

1. 胥少汀，葛宝丰，徐印坎.实用骨科学.4版.北京：人民军医出版社，2012.

2. 王亦璁，姜保国.骨与关节损伤.5版.北京：人民卫生出版社，2012.

3. 阿扎，贝帝，卡贝尔.坎贝尔骨科手术学.13版.唐佩福，王岩，卢世璧，等译.北京：北京大学医学出版社，2018.

4. 斯冯纳森.Mercer骨科创伤学.10版.张英泽，译.北京：人民卫生出版社，2016.

5. 鲁迪，巴克利，莫兰，等.骨折治疗的AO原则.2版.危杰，刘璠，吴新宏，等，译.上海：上海科学技术出版社，2010.

012　联合入路治疗骨盆骨折合并髋臼骨折1例

病历摘要

患者，男性，67岁。因挤压伤致右侧臀部疼痛、肿胀伴右髋部活动受限5天余就诊。患者于2018年7月29日上午10：30左右不慎被重物挤伤，即感右臀部疼痛、肿胀伴右髋部活动受限，受伤时无头晕、恶心、呕吐及意识不清等症状，后立即就诊于当地医院，行X线检查示骨盆骨折，建议手术治疗，并进行输液、禁饮食治疗。患者为求手术治疗，8月2日以"骨盆骨折"入住我科。患者发病以来，大小便正常。既往高血压病史2年余，未规律服药。否认肝炎、结核等传染病史，否认手术、外伤史，否认输血史，对青霉素过敏。

［查体］　体温36.6 ℃，脉搏76次/分，呼吸19次/分，血压145/92 mmHg，身高170 cm，体重56 kg。脊柱生理弯曲存在，各棘突无压痛及纵向叩击痛。右下肢轻微短缩畸形，腰、臀部少量的皮肤淤青，右臀部及右髋部皮肤明显肿胀，右髂骨部压痛（＋）、叩击痛（＋），骨盆挤压分离试验（＋），右下肢抽屉试验（＋），尿道及肛门检查正常，未见异常出血，双下肢皮肤感觉正常，末梢血运可，余肢体未见异常。

［辅助检查］

（1）血常规：白细胞数8.19×10^9/L，红细胞数3.97×10^{12}/L，血红蛋白浓度130 g/L，红细胞压积0.376，血小板数210×10^9/L。

（2）凝血系列：凝血酶原时间对照 13.50 秒，纤维蛋白原对照 3.68 g/L，分凝血活酶时间对照 30 秒，凝血酶原时间测定 15.7 秒，纤维蛋白原 3.35 g/L，部分凝血活酶时间 24.2 秒，D-二聚体 1755 ng/mL，纤维蛋白（原）降解产物 10.78 μg/mL。

（3）双下肢血管彩超：下肢动脉管壁毛糙、内中膜增厚，双侧股浅动脉、双侧腘动脉管壁钙化，双侧小腿肌间静脉内径增宽。

[诊断]　骨盆骨折（Tile 分型 C 型），右髋臼前柱骨折。

[治疗]　手术方案：先采取髂嵴入路，处理髂骨后缘骨折伴部分骶髂关节脱位，固定骨盆后环；髋臼前柱移位不明显，可采取耻骨联合小切口和原髂嵴入路切口闭合复位髋臼前柱安置内固定。影像学资料见图 12-1 ～图 12-3。

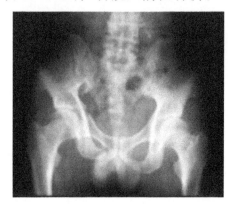

图 12-1　术前 X 线

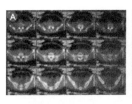
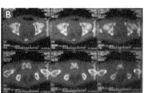
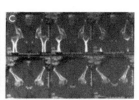
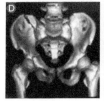
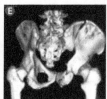
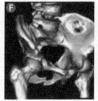
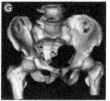

图 12-2　术前 CT 平扫和三维重建

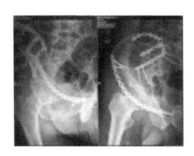

图 12-3　术后 X 线

病例分析

1. 评估患者生命体征。先对患者呼吸、循环等生命指征进行全面的评估，积极治疗危及生命的脏器损伤和出血。对于骨盆环不稳定、有大出血的患者，院外可采取骨盆带临时固定方法，医院急诊抢救可采取外固定架、骨盆 C 型钳等固定方法。严重的出血可应用血管造影下栓塞止血。

2. 评估骨折本身，根据骨折类型制订手术方案。

（1）骨盆环骨折稳定的患者。对于 Tile A 型稳定骨折的患者，应根据具体类型制订治疗策略。

1）A1 型骨折。一般休息即可，撕脱骨块较大或者对功能要求较高者，可行手术固定。

2）A2 型骨折。① A2.1 型骨折：由于髂骨周围肌肉丰富，保守治疗多可愈合，但有可能遗留畸形，为了愈合后的形态和肌肉功能，可行手术治疗，采取髂骨翼螺钉或者钢板螺钉固定。② A2.2 型骨折：应分别对待。老年人的无移位或轻微移位骨折，可以保守治疗，注意预防卧床导致的血栓和肺部并发症；年轻人的无移位或轻微移位骨折，常是高暴力损伤造成，因此必须仔细排除潜在不稳定骨折，必要时手术治疗。

③ A2.3 型骨折：前方四柱骨折，移位明显者应手术治疗，可采取切开复位或耻骨支螺钉固定。

3）A3 型骨折。A3.1 型骨折多采取保守治疗；A3.2 型骨折多采取保守治疗；A3.3 型骨折若合并神经症状如尿便障碍或者鞍区感觉缺失，需行切开复位同时做椎板减压。

（2）骨盆环骨折不稳定的患者。

应密切观察 24 ～ 48 小时，避免潜在或延迟的出血，如果情况稳定，进行仔细的影像学评估后制订下一步方案；评估期间，对于垂直方向不稳定的骨折，可先给予患肢股骨髁上大重量牵引，牵引重量可达体重的 1/4。

1）B1 型骨折。当耻骨联合分离＜ 2.5 cm 时，可行保守治疗；当耻骨联合分离 >2.5 cm 时，由于盆壁、盆底软组织损伤严重，骨盆体积增加，有可能出现严重的出血，需注意监测生命体征。治疗上可以采用外固定架、闭合复位耻骨联合螺钉及耻骨联合钢板。

2）B2 型骨折。① B2.1 型骨折：当患肢内旋＜ 30° 时可以选择保守治疗，为了护理方便，可以选择外固定架；若合并耻骨联合交锁无法闭合复位或者骨折的耻骨支旋转较大，需要手术复位并固定时，固定方式可以选择耻骨联合螺钉、耻骨支螺钉。② B2.2 型骨折：对于桶柄样损伤，由于可能遗留患肢短缩、内旋，多采取手术干预；采取闭合复位的方法也可以复位，若后方复合体损伤可采取骶髂螺钉固定，前环损伤采用耻骨支螺钉或外固定架；如果闭合复位失败、患肢短缩超过 2 cm 或内旋超过 30° 时应切开行复位。

3）B3 型骨折。根据前述方案处理双侧的骨折。

4）C1 型骨折。① C1.1 型骨折：对于新月形骨折，可以采取闭合复位的方法进行复位，后方骨折可采用 LC Ⅱ螺钉固定；如果闭合复位失败，后方骨折采取经前入路切开复位钢板螺钉内固定；前方骨折根据损伤的位置，耻骨支骨折可以选用耻骨支螺钉，耻骨联合分离可选用耻骨联合螺钉、外固定架固定。② C1.2 型骨折：采取闭合复位的方法可以复位，后方骨折可采取骶髂螺钉固定；如果闭合复位失败，后方骨折采取经前入路切开复位钢板螺钉内固定。③ C1.3 型骨折：采取闭合复位的方法可以复位，且无切开椎板减压的指征，后方骨折可采取骶髂螺钉固定；如果闭合复位失败，后方骨折采取后入路切开复位钢板螺钉内固定。

5）C2 型、C3 型骨折。根据前述方案处理双侧的骨折。

3. 髋臼前柱骨折的复位。术中保持髋关节屈曲体位，有助于放松髋关节前方结构，利于观察骨折和复位。对于前柱骨折，复位顺序是从外周向中心逐步复位，自髂骨翼开始，最后完成髋臼的复位，注意卡在骨折间隙的小碎骨块，必须清除才能使骨折复位，要求解剖复位每一个骨块，才能达到髋臼的解剖复位。首先从髂骨翼开始，应用持骨钳或点式复位钳，完成髂骨翼的解剖复位，而后序贯完成每一个骨块的解剖复位。可以将骨盆复位钳一端置于四边体，另一端置于髂前下棘外侧。

4. 髋臼前柱骨折的固定。对于前柱近端髂骨翼骨折，可以应用拉力螺钉固定或者在髂骨边缘放置重建钢板固定。采用重建钢板塑形后沿小骨盆环固定，除非骨折累及耻骨联合，否则钢板不应跨过耻骨联合。髂前下棘为髋臼顶的基本解剖标志，可作为螺钉固定的参照，避免打入髋关节内。

本例患者通过病史采集和详细的临床查体可以初步确定骨盆骨折的稳定性可，软组织损伤的程度较轻。初级评估呼吸、循环等生命指征平稳，腹部无腹胀、压痛、便血、尿血等症状；专科查体示下肢无明显的旋转畸形或短缩，腰、臀部无明显皮下出血、肿胀、淤青，耻骨联合触诊无凹陷，侧方的骨盆挤压试验、下肢的抽屉试验均提示骨盆骨折稳定性尚好。影像学检查、X线检查及 CT 检查示髂骨后缘骨折伴部分骶髂关节脱位，髋臼前柱骨折，坐骨支骨折。根据病史和影像学资料，诊断为骨盆骨折（Tile 分型 C 型），右髋臼前柱骨折。先采取髂嵴入路，处理髂骨后缘骨折伴部分骶髂关节脱位，先固定骨盆后环；髋臼前柱移位不明显，可采取耻骨联合小切口和原髂嵴入路切口闭合复位髋臼前柱，安置内固定。

病例点评

1. 面对骨盆及髋臼骨折，对临床医生要求更多的是手术经验和获得解剖复位的能力。骨盆髋臼骨折的复位质量是患者远期疗效好坏的唯一重要因素。

见到骨盆骨折患者，先行临床评估，通过病史采集和详细的临床查体可以初步确定骨盆骨折的稳定性和软组织损伤的程度。尽量避免反复检查，防止继发出血。骨盆X线平片是骨盆骨折最基本的检查，据此90%的病例可做出可靠的诊断。进一步检查包括骨盆入口位和出口位摄片，以判断前后、头尾和旋转方向上的移位。CT 检查可以清楚地显示骨质和软组织

笔记

结构，发现骨折的细微变化，评价骶髂后复合体稳定性，因此所有的骨盆骨折患者均应进行 CT 检查。三维重建可以更好地显示骨折的类型和并发症，对术前评估和手术决策都发挥重要作用。

2. 本例患者先处理髂骨骨折伴骶髂关节脱位，固定好骨盆后环后，再固定骨盆前环。切口起自髂嵴后部，向前延伸止于髂前上棘，切开腹肌于髂嵴的附着点，沿髂骨内板骨膜下剥离，向内侧牵开髂肌和腹腔脏器，直至骶髂关节，分离过程中可以通过屈曲、内收髋关节，减小髂腰肌的张力，帮助增加显露。注意髂骨面骨蜡止血和填纱压迫止血。不要过分剥离骶骨表面，不要过度地向内侧牵拉髂腰肌，以防误伤 L_5 神经根。

3. 骨折的复位与内固定常见的骨折移位方向是髂骨外翻、向近端向后移位。因此向远端牵引患肢，纠正向近端移位。在髂骨棘或者髂前下棘置入 1 枚 Schantz 螺钉，连接 T 形手柄，通过提拉可以恢复髂骨向后移位；通过旋转半骨盆可以恢复髂骨的上旋。复位满意后用克氏针或点式复位钳维持固定。也可以在骶髂关节两侧各拧入 1 枚螺钉，使用复位钳夹持螺钉复位。多采用 2～3 枚 3～5 孔钢板，塑形后跨越骶髂关节固定，骶骨置钉 1 枚，平行骶髂关节方向，避免打入骶管。髂骨置钉 2 枚，垂直钢板打入。髋臼前柱移位不明显，牵引后骨折复位可，取耻骨联合横行小切口，插入钢板，于髂前上棘和耻骨支依次以螺钉桥接固定髋臼前柱固定。

参考文献

1. 张旭辉, 王钢, 裴国献. 骨盆骨折的诊疗进展. 中国矫形外科杂志, 2002, 9 (2): 178-181.

2. 周可, 毕大卫. 3D 打印技术在骨盆骨折诊治中的应用现状与存在问题. 中医正骨, 2016, 28 (11): 74-76.

3. LIU Y, YANG H, LI X, et al. Newly modified Stoppa approach for acetabular fractures. Int Orthop, 2013, 37 (7): 1347-1353.

4. 李宁. 老年人骨盆骨折的治疗. 国际骨科学杂志, 2016, 37 (6): 347-349, 353.

5. 李智聪. 闭合性骨盆骨折术后感染相关风险因素的临床分析. 当代临床医刊, 2017, 30 (1): 2756-2756.

6. 薛飞. 老年重度骨盆骨折损伤控制. 临床医药文献电子杂志, 2017, 4 (36): 6951-6951.

7. 黎清斌, 张兆华, 劳永锵, 等. 骨盆骨折 3 种分型的可信度和可重复性比较. 重庆医学, 2017, 46 (25): 3539-3541.

8. 刘智. 骨盆骨折救治的策略及展望. 中国骨伤, 2015, 22 (5): 389-391.

笔记

013 切开复位内固定治疗耻骨联合分离 1 例

病历摘要

患者，男性，52 岁。车祸致下腹部疼痛来我院急诊。患者发病以来意识清楚，未曾出现昏迷，急诊行 X 线检查示耻骨联合分离。为求进一步诊治入住我科。

[查体] 腹部耻骨联合处疼痛，局部皮肤黑青。阴囊未见肿胀，双下肢活动自如，双侧足背动脉搏动可触及。生理反射存在，病理反射未引出。

[诊断] 耻骨联合分离。

[治疗] 排除腹部其他脏器损伤后，住院行耻骨联合分离切开复位内固定，术后定期复查。2 年后，完整取出内固定，未出现副损伤。影像学表现见图 13-1～图 13-4。

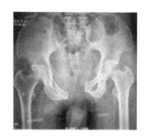

图 13-1 术前 X 线

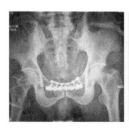

图 13-2 术后 X 线

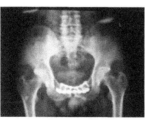

图 13-3 术后随访 X 线

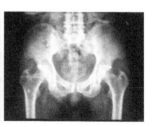

图 13-4 术后内固定拆除后 X 线

笔记

病例分析

耻骨联合分离主要包括开书型损伤和 Tile C 型骨折合并耻骨联合分离。

1. 开书型损伤（B1 型，单侧；B3-1 型，双侧）。耻骨联合分离所导致开书样外旋不稳定、垂直稳定型损伤，可导致盆底破裂，由于骶髂后侧韧带复合结构保持完整，骨盆具有垂直稳定性。当耻骨联合分离＞ 2.5 cm 时，应采取内固定或外固定治疗。术前要充分评估骨盆后侧结构，这对确定治疗方案具有重要意义。若骶髂关节后侧的张力带为闭合性损伤，且在 3 个位置上的 X 线检查，均未发现骨折向上和向后移位，可单纯使用骨盆前侧固定。在剖腹探查修补脏器损伤或膀胱破裂的同时，如果不存在伤口污染，可对耻骨联合分离行内固定治疗。耻骨联合的复位可借助于 Farabeuf 和 Lane 持骨钳、点状复位钳或特殊设计的骨盆复位钳。术中将复位钳放置在闭孔内，缓慢加压关闭耻骨联合，此时可推挤髂骨翼辅助复位。在后侧结构完整的情况下，耻骨联合分离可用一个单固定，也可考虑双钢板固定。术中应仔细修补腹肌附着点，耻骨后常规放置引流。对于部分稳定型损伤，术后 5 ～ 10 天即可扶拐行走且健侧骨盆可完全负重。

2. Tile C 型骨折合并耻骨联合分离。为恢复骨盆的稳定性，在没有后侧固定的情况下，可选择两块钢板呈直角固定耻骨联合。对于某些多发伤患者，使用双钢板固定被认为是恰当的治疗方法。在钢板固定的同时使用支架治疗 C 型损伤，可以使骨盆的稳定性加强，获得比较满意的恢复效果。

病例点评

患者为耻骨联合分离，分离移位较大（＞2 cm），给予切开复位内固定，双钢板固定效果牢靠。

参考文献

1. 贾健. 骨盆骨折的分类及内固定治疗. 中华骨科杂志，2002，22（11）：695-698.

2. 贾健，金鸿宾. 骨盆损伤的诊断及外科治疗. 中华骨科杂志，2000，22（2）：719-721.

3. REILLY M C, BONO C M, LITKOUHI B, et al. The effect of sacral fracture malreduction on the safe placement of iliosacral screws. J Orthop Trauma，2003，17（2）：88-94.

4. DUJARDIN F H, ROUSSIGNOL X, HOSSENBACCUS M，et al. Experimental study of the sacroiliac joint micromotion in pelvic disruption. J Orthop Trauma，2002，16（2）：99-103.

5. RICCI W M, PADBERG A M, BORRELLI J. The significance of anode location for stimulus-evoked electromyography during iliosacral screw placement. J Orthop Trauma，2003，17（2）：95-99.

6. SCHILDHAUER T A, LEDOUX W R, CHAPMAN J R, et al. Triangular osteosynthesis and iliosacral screw fixation for unstable sacral fractures：a cadaveric and biomechanical evaluation under cyclic loads. J Orthop Trauma，2003，17（1）：22-31.

7. HINSCHE A F, GIANNOUDIS P V, SMITH R M. Fluoroscopy-based multiplanar image guidance for insertion of sacroiliac screws. Clin Orthop Relat Res，2002，2002（395）：135-144.

014 切开复位内固定治疗髋臼横行加后壁骨折1例

病历摘要

患者，男性，46岁。主因车祸伤致骨盆髋臼骨折40天，由当地医院转入我科。入院后进一步完善术前相关检查，请相关科室进行会诊，排除术前禁忌证，双下肢无血栓形成。

[诊断] 骨盆髋臼骨折（横行（＋）后壁骨折）（图14-1，图14-2）。

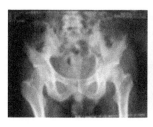
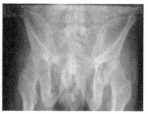

A：骨盆正位　　　　　B：骨盆出口位

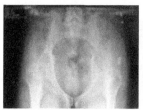
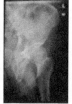
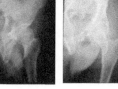

C：骨盆入口位　　　D：髂骨斜位　E：闭孔斜位

图14-1　术前X线

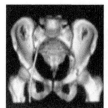
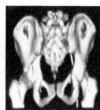
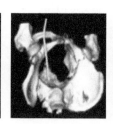
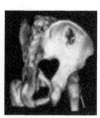

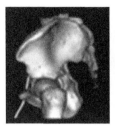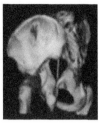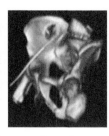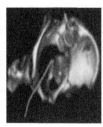

图 14-2 术前 CT 三维重建

[治疗] 入院后第 3 天行骨盆髋臼骨折切开复位内固定手术治疗（图 14-3，图 14-4），术后 1 周，患者伤口无感染，引流管口拔除后无渗出，患者办理出院。

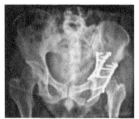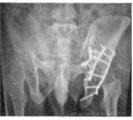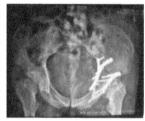

A：骨盆正位   B：骨盆出口位   C：骨盆入口位

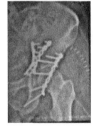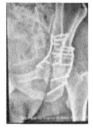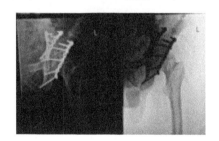

D：髂斜位   E：闭孔斜位

图 14-3 术后 X 线

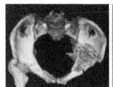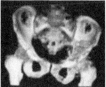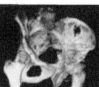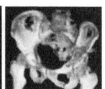

图 14-4 术后 CT 三维重建

笔记

73

病例分析

此病例主要目的在于让大家掌握骨盆及髋臼骨折的诊断，骨盆骨折的诊断内容如下。

1. 患者的病史。一般有明确的外伤史，分为高能量的损伤和低能量的损伤，高能量损伤如车祸、高处坠落伤等，多见于年轻人，且多合并有其他脏器的损伤；而低能量的损伤如走路时摔倒，多见于老年人，骨折一般较为稳定。患者受伤的经过，外力的大小、方向、性质及伤后采取的措施等病史，都有助于骨盆髋臼骨折的诊断及治疗。

2. 临床表现。

（1）全身表现：骨盆骨折时，出血较多或合并有其他脏器损伤时，可以有休克的表现，如血压下降、脉搏增加、神志不清、尿少等，应严密监测生命体征。

（2）症状及体征：①髋部有疼痛、肿胀、淤青，皮肤可有出血、破裂。②下肢因髋部疼痛活动受限，髋部主动活动受限。可有双下肢不等长、旋转畸形。③骨盆挤压分离试验阳性，但骨盆挤压分离试验阴性不能排除骨折，如骨盆环未受累时。④髋部畸形，如伤侧的髂后上棘突起、两侧的髂前上棘不在同一水平等。

（3）应警惕其他脏器的损伤，如尿道、直肠、膀胱等，急诊查体时常规行肛门指诊及腹部及泌尿系的超声等检查。

3. 影像学检查。

（1）X线检查：可以初步地对骨盆骨折患者做出评估，包括骨盆前后位、骨盆的入口位、骨盆出口位、髂骨斜位、闭

笔记

孔斜位（图 14-5）。入口位代表真正的骨盆入口结构，主要显示骨盆有无旋转畸形或前后移位。出口位主要显示骨盆有无垂直移位，前骨盆有无骨折。斜位片对于检查骶髂关节有无损伤非常重要。

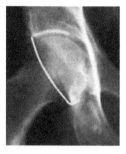
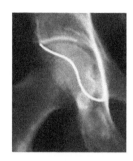
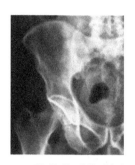

A：骨盆前后位后唇线，是髋臼后壁的线，就是在股骨头下方的线，重叠于坐骨，是比较直的一条线

B：骨盆前后位前唇线，是前壁的那条线，在股骨头中部的线从外侧头边缘起始，走行类似 S 形

C：骨盆前后位 髂耻线，是整个从耻骨到髂骨的一条线。这个线中断说明有前柱的骨折

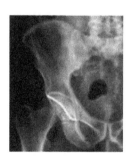
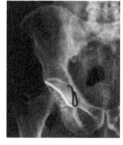
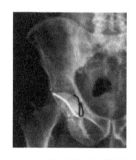

D：骨盆前后位髂坐线，走行方向为从髂骨到坐骨再到闭孔的外侧的一条线。由于该线正好正对四边体区的侧位，X 线检查示该线十分致密

E：骨盆前后位泪滴，其外侧是髋臼的切迹和髋臼窝，内侧是闭孔的外侧壁及髋臼切迹。如果泪滴有移位，说明四边体有骨折

F：骨盆前后位髋臼顶，红色线与部分黑色线共同组成髋臼顶，这条线有移位，说明臼顶有骨折

笔记

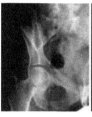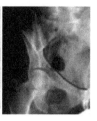　　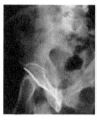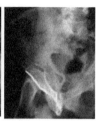

G：闭孔斜位，骨盆向健侧倾斜45度，这时的闭孔非常大，髂孔变成了一个断面，大闭孔、薄的髂骨，可以清楚地显露髂耻线和后壁

H：髂骨斜位，骨盆向患侧倾斜45度，此时摄片坐骨大切迹，坐骨棘显露出来，前壁显露出来，而闭孔则非常小。该位置可以清楚地看到坐骨大切迹及前壁

图 14-5　X 线

（2）CT 及三维重建：更具体直观地评估骨折移位及损失的程度，尤其对髋臼骨折患者，可以精确评估关节面的损伤情况。

（3）对于骶骨骨折伴有骶神经卡压，可以行骶管造影；对于复杂的骨盆髋臼骨折可以行骨盆的血管造影，必要时对一些血管进行栓塞。

📋 病例点评

此病例术前影像学检查较为完善，包括了骨盆前后位、骨盆的入口位、骨盆出口位、髂骨斜位、骨盆的 CT 三维重建。对于一线临床医师而言，熟悉骨盆髋臼骨折的影像学诊断方法，对于骨盆髋臼骨折的治疗将大有裨益。

骨盆 X 线检查是最基本的检查，90% 的病例可借此做出可靠的诊断。CT 及三维重建对于术前的评估和手术决策都发挥着重要的作用，CT 检查可以显示骨质和软组织的结构，发现细微骨折及骶髂关节复合体损伤；三维重建更能立体直观地显示骨折的类型、骨折块的移位。

参考文献

1. 陈伟，张奇，孙然，等. 骨盆骨折的流行病学分析. 中华医学杂志，2010，90（5）：342-345.

2. 祝华强，刘斯润，邱剑，等. 骨盆骨折的 X 线平片与 CT 影像分析研究. CT 理论与应用研究，2011，20（1）：83-90.

3. 张英泽，潘进社，张奉琪，等. 骨盆骨折动脉损伤的影像学研究及临床治疗. 中华创伤杂志，2006，22（10）：749-752.

4. 马志坚，白丽萍，曾祥森，等. 骨盆稳定结构的生物力学及影像评价. 中国骨伤，2016，29（12）：1164-1168.

5. 陈宏方，赵长清. 矢状位腰椎 - 骨盆影像学参数研究进展. 国际骨科学杂志，2017，38（5）：291-293.

6. 周美亚，吴献华，陈峰. 不同影像检查方法对骨盆骨折的临床应用价值. 医学影像学杂志，2011，21（1）：112-114.

7. FANG J M, FRANCONERI A, BOOS J, et al. Opportunistic bone density measurement on abdomen and pelvis computed tomography to predict fracture risk in women aged 50 to 64 years without osteoporosis risk factors. J Comput Assist Tomogr, 2018, 42（5）：798-806.

8. SUMIYOSHI N, TORIGOE T, MAEZAWA K, et al. Femoral neck fracture and central migration of the artificial femoral head after carbon ion radiotherapy for chondrosarcoma in the pelvis. Journal of orthopaedic science, 2018, 23（2）：424-429.

015 闭合性骨盆髋臼骨折急救 1 例

病历摘要

患者，男性，46 岁。主诉摔伤致骨盆及髋臼骨折 6 小时。患者 2019 年 5 月 24 日摔倒，右髋部着地，即感右髋部疼痛、活动受限，无头痛、头晕、恶心、呕吐等症状，随即被送往当地医院，行影像学检查及补液对症处理后，诊断为"骨盆骨折"，为进一步诊治，就诊于我院急诊。

[查体] 患者生命体征平稳。

[辅助检查] 入院后复查头颅 CT、胸部 CT、腹部彩超，完善术前检查 (图 15-1)。请我院相关科室进行会诊。

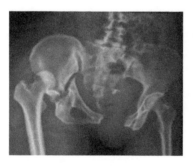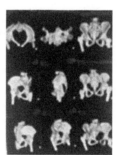

图 15-1 术前影像

[诊断] 骨盆及髋臼骨折。

[治疗] 原计划第 2 日收入病房，择期行手术治疗。第 2 日上午 9 时，患者突感腹部憋胀，血压迅速下降，心率升高，出现休克表现。立即行床旁彩超检查，未见肝、脾、肾脏有破裂，腹部穿刺抽出不凝血。经补血、补液后，患者血压仍不能维持，考虑可能骨盆髋臼骨折断端将周围血管刺破，引

起大出血，继续积极抗休克、补血补液治疗的同时，请介入科行髂内动脉栓塞。患者在介入室造影示右侧髂内动脉的分支出血，考虑血管是由骨折断端刺破，遂行髂内动脉分支栓塞术，术后患者入 ICU 进一步治疗。患者栓塞术后，经补血、补液后，血压及心率趋于正常，腹胀症状减轻，择期行骨折内固定术。术后 1 周，患者伤口无感染，生命体征正常，患者办理出院。影像学资料见图 15-2 ～图 15-4。

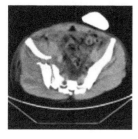
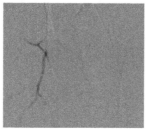
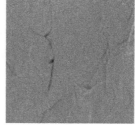

图 15-2　栓塞前影像　　　　　图 15-3　栓塞后影像

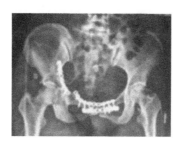

图 15-4　术后 X 线

病例分析

此病例重点在于要做出及时正确的诊断及处理，骨盆骨折患者死亡往往是因为大出血导致失血性休克，一方面失血是由于合并有内脏的损伤，如肝、脾、肾脏的破裂，应该特别注意有延迟性的脾破裂，临床上已多次遇到，因而需密切观察患者的生命体征，尤其是腹部体征，当患者出现腹胀、腹膜炎刺激征等症状时，应积极行影像学检查，若暂时没有问题，也应该动态复查床旁彩超，避免搬动。此外，应做腹腔穿刺，进一步检查腹部情况。另一方面失血则由骨折断端刺破血管造成，应及时做出诊断，并请介入科进行栓塞，但需要注意，一般容易刺破的是髂内血管，栓塞髂内的分支甚至一侧的髂内动脉的主干不会造成严重后果，但遇到有髂外损伤的患者，一定要慎重，必要时行血管移植。

此外，希望能够进一步系统地了解骨盆骨折的急救，应遵循损伤控制理论（damage control orthopaedics，DCS）。

第一步：抢救生命。必须优先进行的紧急情况有心脏骤停、失血性休克、严重的颅脑外伤、张力性或开放性的气胸、肝脾肾破裂大出血等。在急诊室内的黄金时段（进入急诊室内的第 1 个小时）对降低死亡率至关重要。主要包括两个方面。

（1）心肺复苏。心脏骤停的处理及补充血容量，维持有效循环，必要时请内科医师协助抢救。

（2）控制大出血。出血的来源主要有：①骨折的断端；②骨盆壁血管；③盆腔静脉丛；④盆腔软组织；⑤盆腔内的脏器。由于出血来源比较多而无法准确判定出血的来源，且无法使用止血带或按压止血，所以骨盆骨折的出血较难控制。

对于骨盆骨折合并大出血的主要治疗措施是积极补充血容量的同时进行有效止血。止血常见方法有：①骨盆约束带；②外固定架；③介入栓塞，常见的血管损伤有髂内血管（臀上、臀下及闭孔动静脉）、髂外血管（股动静脉）等；④

笔记

开放性的骨盆骨折可进行纱布填塞或急诊手术结扎髂内动脉或暂时性的阻断腹主动脉（必要时请血管科协助）。

第二步：合并伤的处理。

（1）胸腹部损伤：在急诊室内，患者常由于生命体征不平稳，行相关检查时风险很高，因而可以在床旁行胸部、腹部、盆腔及泌尿系的超声检查，做出初步诊断。待患者病情相对平稳，应尽早行头部、胸部、腹部及盆腔的 CT 检查，避免漏诊。

（2）直肠、肛管、膀胱、尿道、阴道等损伤：骨折的断端可以造成周围器官的损伤，由于这些与外界相通，属于开放性的骨折，治疗原则是先处理并发症，然后行骨盆骨折的内固定。在相关科室行急诊手术时，可以进行协助治疗，将骨折复位，避免断端长时间卡压影响伤口的愈合，留置引流管。

（3）创伤性的膈疝：骨盆骨折合并有创伤性膈疝的发生率为 1.9%，较少见。遇到以下情形应高度怀疑：①无法解释的持续上腹痛、胸闷或呼吸困难；②胸部闻及肠鸣音伴呼吸音的减弱，甚至消失；③胸腔闭式引流出胆汁或肠内容物。X 线及 CT 检查有很大的诊断价值，一经诊断，胸外科需行急诊手术。

第三步：骨盆骨折的处理。外固定或择期行内固定的治疗。

病例点评

此例患者受伤后并未出现休克表现，而是在伤后第 2 天出现休克，在排除肝、脾、肾等腹腔内脏损伤后，考虑骨折断端将骨盆周围的血管刺破引起，应联系介入科进行会诊，及时栓塞刺破的血管，以免漏诊。同时也给我们敲响警钟，骨盆髋臼骨折的患者，应及时用固定带或床单等固定，避免过多搬动，造成二次损伤，引起血管被刺破，造成大出血。

参考文献

1. 何忠杰，孟海东，林洪远，等 . 城市创伤的急诊救治——附 719 例分析 . 中国危重病急救医学，2002，14（2）：113-116.

2. 都定元，高劲谋，林曦，等 . 严重交通伤与坠落伤救治结局比较和创伤急救模式探讨 . 中华创伤杂志，2000，16（1）：46-48.

3. 文亮，尹昌林，徐世伟，等 . 急救部开展创伤急救手术 1673 例 . 中华创伤杂志，2002，18（10）：583-585.

4. 王基，赵宝成，贾健 . 骨盆骨折合并大出血的处理 . 中华创伤骨科杂志，2002，4（3）：170-173.

5. 杨帆，白祥军，唐朝晖，等 . 4519 例多发伤院内救治分析 . 中国医学科学院学报，2007，29（4）：471-477.

6. 贾连顺，谭军，苟三怀，等 . 多发伤伤员伴骨折的急救与早期处理（附 327 例分析）. 骨与关节损伤杂志，2001，16（5）：321-323.

7. 刘平俊 . 多发伤致创伤性休克 168 例的早期救治 . 福建医药杂志，2011，33（6）：80-81.

016 髂腹股沟入路治疗骨盆髋臼骨折 1 例

病历摘要

患者，男性，42 岁。主因车祸伤致骨盆髋臼骨折 10 天，由县医院转入我科。入院后进一步完善术前相关检查，请相关科室进行会诊，排除术前禁忌证，双下肢无血栓形成。

[辅助检查] 术前 X 线及 CT 见图 16-1 及图 16-2。

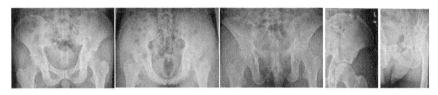

图 16-1 术前 X 线

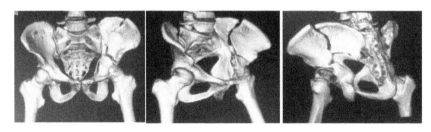

图 16-2 术前 CT

[诊断] 骨盆髋臼骨折。

[治疗] 入院后第 3 天行骨盆髋臼骨折切开复位内固定手术治疗（图 16-3），术后 1 周，患者伤口无感染，引流管口拔除后无渗出，术后影像见图 16-4，患者办理出院。

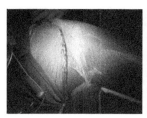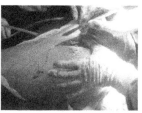

图 16-3　术中：髂腹股沟入路、联合 K-L 入路

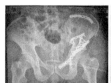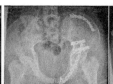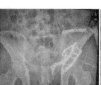

图 16-4　术后 X 线

病例分析

1. 对于此例患者采取的髂腹股沟入路手术治疗，关键在于 3 个窗的显露。①第一窗：显露出髂耻隆突后面的整个髂窝和骶髂关节折。②第二窗：显露骶髂关节至耻骨支外 1/3 区域的骨盆缘和四边体。③第三窗：部分剥离同侧腹直肌的附着点，可显露腹直肌与精索 / 子宫圆韧带间的区域；充分剥离腹直肌的附着点，可完全显露耻骨上支和耻骨联合；进一步剥离可显露整个真骨盆缘和四边体。

2. 术中应注意以下内容。

（1）缝合时。①分别在耻骨后间隙和髂窝放置引流管；②将联合腱缝合到腹股沟韧带上；③重建腹股沟管底部；④缝合腹外斜肌腱膜和腹直肌鞘；⑤在切口外侧重建腹外斜肌腱膜在髂峰的附着；⑥修复内侧结构时防止疝形成。浅层缝合时，浅环缝合不宜过紧，防止精索的嵌顿。

（2）防止股血管的损伤。①损伤原因：游离髂耻筋膜、分离第二窗的过程中可能损伤；牵拉时可造成血管的痉挛或栓塞。②预防措施：不要剥离股血管周围的腱膜，整体牵拉；术中及关闭窗口前触摸检查股动脉的搏动情况；若出现血管痉挛，及时热敷，解痉治疗。

（3）防止神经损伤。多为牵拉伤，建议使用宽大的皮条轻柔牵拉。

（4）预防血肿形成。发生率约为 4.3%，主要有 4 个常见部位：耻骨联合后方间隙、髂窝、股管、切口皮下。血肿容易引发感染；髂窝处的最难发现；多为骨滋养血管；必须干预。预防应分别在耻骨后间隙和髂窝放引流管。

（5）预防腹外疝。

病例点评

1. 此病例属于双柱骨折，单纯的髂腹沟入路不能解决问题，需合并后侧的 K-L 入路，经典的髂腹沟入路于 1963 年由 Letournel 等首次提出，自髂嵴由后向前弧形切开至耻骨联合上方 2 cm，治疗大部分髋臼前柱骨折，显露整个髂窝内侧面和骶髂关节至耻骨联合间骨盆前缘，不能直视关节，通过与关节面相连的骨块进行间接的复位。该入路适用于髋臼前柱骨折及向后柱植入螺钉，其优点是能充分暴露骨盆和髋臼的前方及腹侧面，属于关节外入路，异位骨化率很低；缺点是通过与关节面相连的骨块进行间接的复位，无法直视看到关节面，不能显露后壁，此外牵拉撕裂易造成血管损伤或血栓形成。

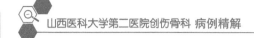
2. Kocher-Langenbeck 入路由 Kocher（1874 年）及 Langenbeck（1904 年）提出，用于处理后壁骨折块。

参考文献

1. 吴新宝，王满宜，朱仕文，等 . 112 例髋臼骨折手术治疗结果分析 . 中华创伤杂志，2002，18（2）：80-84.

2. 孙俊英，唐天驷，董天华，等 . 移位复杂型髋臼骨折的手术治疗 . 中华骨科杂志，2002，22（5）：300-303.

3. 朱仕文，王满宜，吴新宝，等 . 经单一髂腹股沟入路治疗复合髋臼骨折 . 中华创伤骨科杂志，2005，7（11）：1025-1027.

4. 张洪，徐辉，康倩，等 . 经骨盆内髋臼周围截骨术治疗成人髋臼发育不良 . 中华骨科杂志，2001，21（11）：658-661.

5. 马维虎，徐荣明，薛波，等 . 严重粉碎性髋臼骨折的手术治疗 . 骨与关节损伤杂志，2003，18（2）：88-90.

6. 陈明，谢鸣，勘武生，等 . 不稳定型骨盆骨折的手术方式探讨 . 中华创伤骨科杂志，2013，15（5）：445-447.

7. 孙玉强，曾炳芳，鲍琨，等 . 经髂腹股沟径路治疗髋臼骨折 . 中华创伤杂志，2002，18（2）：85-87.

8. 蔡贤华，刘曦明，汪国栋，等 . 前路钛板结合方形区螺钉内固定治疗涉及方形区的髋臼骨折 . 中华创伤骨科杂志，2013，15（2）：102-106.

9. 张鹏，许硕贵，张春才 . 复杂髋臼骨折手术入路的设计及评估 . 中华创伤骨科杂志，2006，8（12）：1172-1174.

017　改良 Stoppa 入路治疗骨盆髋臼骨折 1 例

病历摘要

　　患者，女性，27 岁。车祸伤致骨盆骨折 2 天，由当地医院转入我科。入院后进一步完善术前相关检查，请相关科室进行会诊，排除术前禁忌证，双下肢无血栓形成。

　　[诊断]　双侧坐骨支及耻骨支骨折。

　　[治疗]　行骨盆髋臼骨折切开复位内固定手术治疗，术后 1 周，患者伤口无感染，引流管口拔除后无渗出，患者办理出院。患者相关资料见图 17-1 ～图 17-3。

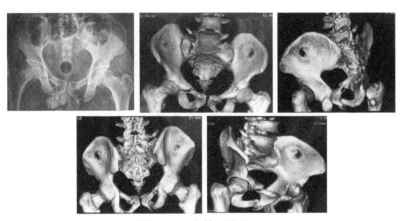

图 17-1　术前 X 线及 CT

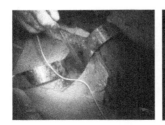
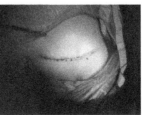

图 17-2　术中

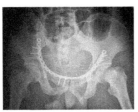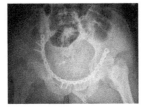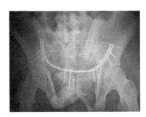

图 17-3　术后 X 线

病例分析

此病例患者为女性，传统的 Stoppa 入路位于腹正中，为了美观，采用了改良的 Stoppa 入路。

1989 年 Stoppa 介绍在修复腹股沟疝手术中的一种中线入路时，发现该入路能够很好地显露骨盆，可用于髋臼骨折的治疗。Cole 和 Bolhofner 于 1994 年报道其使用 Stoppa 入路时的经验，从而使改良的 Stoppa 入路更为人熟知。

术中手术医师站于对侧即可直视骨盆前柱。优点：改良 Stoppa 入路通过单切口即可很好地暴露耻骨体、上支、耻骨根部、耻骨肌线上侧和下侧的髂骨、四方区、髋臼后柱内侧和骶髂关节前侧，与腹股沟入路相比，无须暴露髂外血管束、髂腰肌和股神经，操作简单，侧骨折的患者再也无须使用双侧髂腹股沟入路进行显露固定。缺点：切口在下腹中线，显露骨折端时对腹壁牵拉力度大，可能导致腹壁及血管神经拉伤；术中不能直视关节腔，属于间接复位，当关节内有游离骨块时需选择或联合其他入路；不能显露后壁后柱。

病例点评

1. 此切口入路较为美观，但也可能妨碍进一步的暴露，对于涉及髋臼内壁及四边体的严重粉碎性骨折，需要加用 1 个外侧入路。

2. 术中应注意避免损伤血管神经，如死亡冠。死亡冠即髂外动脉或腹壁下动脉与闭孔动脉又称外闭孔动脉或称副闭孔动脉，约 30% 的人存在此动脉。其向下走行于同侧耻骨上支后部，紧贴骨膜，活动性极差，术中若损伤该交通支，出血量大，且血管断裂后回缩，不易结扎，死亡冠由此得名。死亡冠的损伤出血十分凶险，严重者可能数小时内因失血过多、严重休克而死亡。

参考文献

1. 杨洪昌，吴照祥，陈仲，等.改良 Stoppa 入路在骨盆髋臼骨折治疗中的初步应用.中华创伤骨科杂志，2010，12（10）：931-935.

2. 徐刚，唐献忠，王嘉，等.改良 Stoppa 入路与髂腹股沟入路手术治疗骨盆和髋臼骨折的疗效比较.中国骨与关节损伤杂志，2014，29（6）：521-523.

3. 陈晓东，崔一民，沈超，等.Stoppa 入路在髋臼骨折中的应用.中华骨科杂志，2011，31（11）：1245-1249.

4. 王瑞雄，陈夏平，刘志强，等.改良 Stoppa 入路在髋臼及骨盆骨折手术治疗中的应用.中国骨与关节损伤杂志，2014，29（2）：108-110.

5. 樊良，金以军，何磊，等.改良 Stoppa 入路在治疗骨盆髋臼骨折中的应用.中国骨伤，2012，25（10）：810-812.

6. 陈康，黄振飞，崔巍，等.高位髂腹股沟入路治疗累及四方区髋臼骨折.中华骨科杂志，2014，34（7）：723-729.

7. 熊俭 . 改良 Stoppa 入路与髂腹股沟入路手术治疗骨盆和髋臼骨折的疗效对比分析 . 中国医学创新，2015，12（16）：81-83.

8. 李来峰，王辉，赵学春，等 . 改良 Stoppa 入路联合髂嵴前入路及 K-L 入路治疗复杂髋臼骨折合并骨盆骨折 . 中国矫形外科杂志，2015，23（18）：1716-1719.

9. 贾斌，张勇，曹国庆，等 . 经改良 Stoppa 入路治疗骨盆、髋臼骨折 . 临床骨科杂志，2011，14（3）：345-346.

10. 蔡贵泉，陈晓东 . 髂腹股沟入路与改良 Stoppa 入路治疗髋臼骨折及比较 . 国际骨科学杂志，2013，34（1）：15-16，42.

笔记

018　高位髂腹沟入路治疗骨盆髋臼骨折 1 例

病历摘要

患者，男性，67 岁。主因高处坠落致骨盆及髋臼骨折 9 小时。患者 2018 年 6 月 4 日从高约 3 m 处坠落，右下肢着地，即感右髋部疼痛、活动受限，无头痛、头晕、恶心、呕吐等症状，随即被送往当地医院，行影像学检查及补液对症处理后，当地医院诊断为骨盆骨折，建议转上级医院治疗，遂至我院急诊科就诊。

[诊断]　骨盆髋臼骨折。

[治疗]　行骨折切开复位内固定术，术后 1 周，伤口无明显红肿热痛，生命体征平稳，患者办理出院。相关影像资料见图 18-1 ～图 18-3。

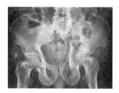

图 18-1　术前

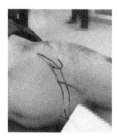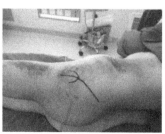

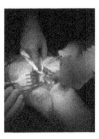
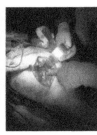
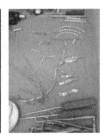

图 18-2　术中：高位髂腹股沟入路联合 K-L 入路

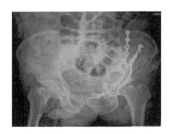

图 18-3　术后 X 线

病例分析

　　此病例采用了高位髂腹沟入路，因其是对腹直肌旁入路的必要补充，能够直视四方区和死亡冠，更方便地暴露和处理，对于复杂的骨盆髋臼骨折尤为适合。

　　1. 腹直肌旁入路。源于改良 Stoppa 入路，损伤更小，更直接，为目前常用髋臼手术入路之一。其体表定位有 3 个重要的点：脐、耻骨联合、髂前上棘。另有 2 个连接点：脐与髂前上棘连线的外 1/3 点，耻骨联合上方与髂前上棘连线的内 1/3 点。切口位于腹直肌外侧，长度 10 cm 左右。优点：可以从内向外、从前向后复位骨折，通过微小切口直视或手指导引下插入复位装置，是比较安全的。可以很好地显露四边体，进一步剥离，可以显露骶髂关节前方和髂窝，与改良 Stoppa 入路类似，但暴露更广泛。缺点：对处理髂骨前 1/3 及髋臼的骨折较为困难，经皮打入螺钉时保持复位有时比较困难。

2. 高位髂腹沟入路。肚脐与髂前上棘连线中外 1/4，髂前上棘与耻骨联合的中内 1/3，必要时可向上、向下延伸。优点：直视四方区、坐骨棘及坐骨结节，更方便复位，直视死亡冠、髂血管，钢板置于弓状缘内侧、塑性简单、力学稳定。可暴露 4 个窗：髂骨体；骶髂关节及耻骨上支；耻骨上支和骨盆缘；耻骨联合。缺点：无法处理后壁的骨块，可能损伤周围的血管神经。

病例点评

1. 该患者左侧髋臼骨折为双柱骨折，需经前、后路联合入路手术，以往前路手术采用髂腹沟入路，但此入路在术中对复杂骨盆骨折的前环及四边体显露不清，故无法到达有效的解剖复位。

2. 经过前期详尽的术前准备，采用高位髂腹沟入路联合 K-L 入路，术中充分显露髋臼前柱、四边体及后柱，有效地复位骨折，达到了真正的解剖复位，结合坚强的内固定，术后患者可早期进行功能锻炼，极大地减少了并发症的发生，为患者的完全康复创造良好的条件。

参考文献

1. 王满宜 . 骨盆骨折治疗的研究现状 . 中华创伤杂志，2008，24（3）：161-165.

2. 贾健 . 骨盆骨折的分类及内固定治疗 . 中华骨科杂志，2002，22（11）：695-698.

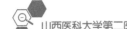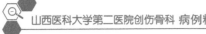
3. TYLER F R, VALETA C C, FREDERICK T B, et al. Development of an injury risk curve for pelvic fracture in vertical loading environments. Traffic Inj Prev, 2018, 19（suppl 2）: S178-S181.

4. SKITCHS, Engels P T. Acute management of the traumatically injured pelvis. Emerg Med Clin North Am, 2018, 36（1）: 161-179.

5. 宋连新，张英泽，彭阿钦，等. 垂直不稳定性骨盆骨折内固定的生物力学研究. 中华实验外科杂志，2000，17（2）：126-127.

6. 裴国献. 骨盆骨折的诊疗进展. 中华创伤骨科杂志，2001，3（2）：81-84.

7. FANG J M, FRANCONERI A, BOOS J, et al. Opportunistic bone density measurement on abdomen and pelvis computed tomography to predict fracture risk in women aged 50 to 64 years without osteoporosis risk factors. J Comput Assist Tomogr, 2018, 42（5）: 798-806.

8. SUMIYOSHI N, TORIGOE T, MAEZAWA K, et al. Femoral neck fracture and central migration of the artificial femoral head after carbon ion radiotherapy for chondrosarcoma in the pelvis. J Orthop Sci, 2018, 23（2）: 424-429.

9. CHOI W J, ROBINOVITCH SN. Effect of pelvis impact angle on stresses at the femoral neck during falls. J Biomech, 2018, 74: 41-49.

019 前后联合入路治疗髋臼骨折 1 例

病历摘要

患者，男性，33 岁。2019 年 4 月 30 日 15 时不慎从 3 m 高处坠落，右髋部着地，当时即感右髋部剧烈疼痛，右髋关节活动受限，伴轻度头晕、头痛，无恶心、呕吐等症状。19 时就诊于某县人民医院急诊，行 X 线检查示右髋臼骨折，予以输血、补液等对症支持治疗，并建议转诊治疗，遂于 5 月 10 日就诊于我院急诊，急诊以右髋臼骨折收入我科。患者近来饮食睡眠可，大小便正常，体重未见明显异常，精神状态可。

[查体] 脊柱生理弯曲存在，各棘突压痛及椎旁叩击痛（−）。右髋部皮温升高，皮色正常，轻度肿胀，未见皮肤破溃及窦道形成，骨盆分离挤压试验（−），右髋部压痛及叩击痛（＋），右下肢轴向叩击痛（＋），右髋关节活动受限，右膝关节活动度可，右下肢末梢血运、感觉及运动可，余肢未见明显异常。生理反射存在，病理反射未引出。

[诊断] 右髋臼骨折。

[治疗] 入院后完善相关检查，于入院后第 4 日行右髋臼骨折前后路联合切开复位内固定术。术后规律复查。影像学资料见图 19-1 ～图 19-3。

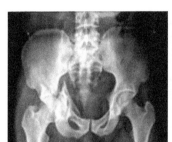
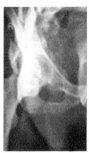
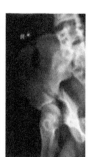

图 19-1　术前 X 线

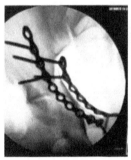
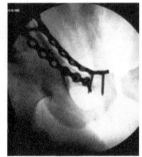
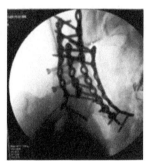

图 19-2　术中影像

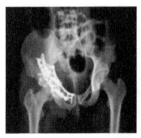
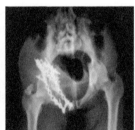
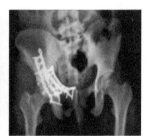

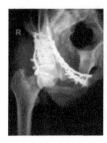
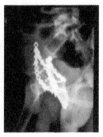

图 19-3　术后 X 线

病例分析

1.髋臼骨折绝大多数由直接暴力引起，例如重物砸在人体髋部，暴力撞击股骨大转子，经股骨颈、股骨头传达至髋臼发生骨折。对于髋臼骨折，临床上现在多采用的分型方法为Letournel 分型和 AO 分型。

（1）Letournel 分型。主要将髋臼骨折分为后壁骨折、后柱骨折、前壁骨折、前柱骨折、横行骨折、T 形骨折、后柱加后壁骨折、横行加后壁骨折、前柱或前壁骨折加后半横骨折、双柱骨折等 10 种骨折类型。

（2）AO 分型。主要分为 A、B、C 三型。①A 型：部分关节内骨折，仅涉及 2 柱中的一柱。根据骨折部位再分为 A1（后壁骨折）、A2（后柱骨折）、A3（前柱或前壁骨折）3 个亚型。②B 型：部分关节内骨折，涉及横向结构。根据骨折部位又分为 B1（单纯横行骨折）、B2（T 形骨折）、B3（前柱和后方半横行骨折）3 个亚型。③C 型：完全关节内，涉及双柱。根据骨折部位再分为 C1（高位，延伸到髂骨的骨折）、C2（低位，延伸到髂骨前方边缘的骨折）、C3（延伸到骶髂关节的骨折）3 个亚型。

2.对于髋臼骨折，应仔细进行临床检查，明确患者的全身状况和受伤情况，判断有无髋臼骨折及其他合并伤。主要依据外伤史、损伤机制、X 线检查诊断，CT 有很大的参考价值。绝大多数的髋臼骨折需要进行手术治疗，只有极少数患者可以进行保守治疗。保守治疗的适应证为：①通过关节上方 10 mm CT 扫描显示关节面完整；②在不牵引情况下，X 线前后位和斜位像显示股骨头和上方髋臼相容性良好；③后壁骨折，CT显示至少保留 50% 臼壁完整性。

3. 手术治疗是绝大多数患者的治疗方式，应当遵循 Letournel 三原则：熟知髋臼部的解剖；了解并能区分 Letournel 关于髋臼骨折的分型；能做到对骨折良好的复位。

（1）手术适应证：骨折移位＞ 3 mm；合并股骨头脱位或半脱位；合并关节内游离骨块；移位骨折累及髋臼顶；CT 显示后壁骨折缺损＞ 40%。

（2）手术时机：Letournel 和 Judet 将髋臼骨折的治疗分为 3 个时期，①伤后至 21 天；② 21 ～ 120 天；③ 120 天后。

（3）手术指征：根据 Letournel 三原则，凡错位的髋臼骨折均应手术复位，以达到 0 ～ 1 mm 错位的要求。

（4）手术入路：①髂腹股沟入路；②髂后（K-L）入路；③改良 Stoppa 入路；④前路（＋）后路。

4. 髋臼骨折术后并发症：伤口感染、医源性神经损伤、异位骨化、深静脉血栓、创伤性关节炎、股骨头缺血坏死等。

病例点评

1. 本例患者受伤机制分析：患者受到右髋部侧方暴力，暴力经股骨颈、股骨头传导至髋臼，造成髋臼骨折。从 X 线中的闭孔斜位片可见"马刺征"，是髋臼双柱骨折的特征性表现。因此，该患者应为右髋臼双柱骨折，AO 分型为 C2 型骨折。入院完善相关检查后，于入院后第 4 日行右髋臼骨折切开复位内固定术，采用改良 Stoppa 入路（＋）K-L 入路联合治疗。术中恢复髋臼解剖结构，予以坚强内固定。对于该类患者，术后的康复锻炼是关节功能恢复能否满意的关键。应详细指导患者自行锻炼关节屈伸活动，同时辅助抗关节炎药物常可获得较好的疗效。

2. 髋臼骨折因暴力程度不同，其复杂程度也随之改变，但总体来说，髋臼骨折属于复杂骨折。术前应仔细完善各项检查，拟定正确的术前计划，确定手术时机；术中应尽可能减少附加损伤，选择合适的内固定材料，恢复股骨头与髋臼匹配关系；术后尽早开始功能锻炼，避免过早负重。

参考文献

1. 王钢，裴国献，顾立强，等. 髋臼骨折的手术治疗. 中国外科杂志，2002，40（9）：657-661.

2. 孙俊英，唐天驷，董天华，等. 移位复杂型髋臼骨折的手术治疗. 中华骨科杂志，2002，22（5）：300-303.

3. 马保安，张勇，郑联合. 髋臼骨折手术入路的选择. 中国骨与关节损伤杂志，2006，21（3）：173-175.

4. LETOURNEL E. Acetabulum fracture：Classification and management. Clin Orthop Relat Res，1980（151）：81-106.

5. LETOURNEL E. The treatment of acetabular fractures through the ilioinguinal approach. Clin orthop Relat Res，1993（292）：62-76.

6. JOHNSON，T S. The spur sign. Radiology，2005，235（3）：1023-1024.

7. CARROLL E A，HUBER F G，GOLDMAN A T，et al. Treatment of acetabular fractures in an older population. J Orthop Trauma，2010，24（10）：637-644.

8. BISHOP J A，ROUTT M L Jr. Osseous fixation pathways in pelvic and acetabular fracture surgery. J Trauma Acute Care Surg，72（6）：1502-1509.

9. KISTLER B J，SAGI H C. Reduction of the posterior column in displaced acetabulum fractures through the anterior intrapelvic approach. J Orthop Trauma，2015，29（suppl 2）：S14–S19.

第三章
髋关节周围骨折

020　空心钉治疗股骨颈骨折1例

📋 病历摘要

患者，男性，29岁。车祸致右髋部疼痛2小时来我院就诊。患者伤后自觉右侧下肢疼痛不能站立，在急诊予对症治疗后收住我科，无恶心、呕吐等症状，无意识障碍和大小便失禁。

[诊断]　右股骨颈骨折（图20-1）。

[治疗]　伤后2天经检查无明显手术禁忌证后为患者行股骨颈闭合复位空心钉固定术（图20-2）。患者术后恢复良好，术后3天痊愈出院。术后3个月复查恢复良好（图20-3）。

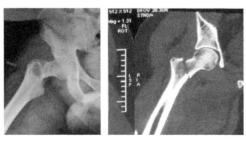

图 20-1　患者入院 X 线和 CT

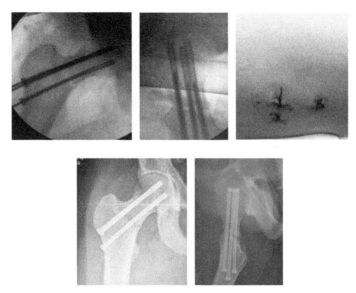

图 20-2　术中透视和术后检查示股骨颈复位良好

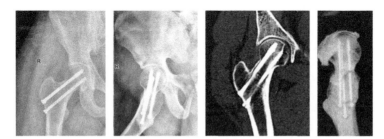

图 20-3　术后 3 个月 X 线和 CT

病例分析

股骨颈骨折占成人骨折的 3.6%，为囊内骨折，主要发生于老年人，多为低能量损伤；青年人股骨颈骨折多为高能量损伤，常有合并伤。

由于股骨颈的特殊解剖关系，处理不当常会发生骨折不愈合或股骨头坏死。股骨颈骨折常用的分型是 Pauwels 分型和 Garden 分型。① Pauwels 分型基于骨折线与水平线之间的成角。Ⅰ 型：骨折线与水平线之间的成角为 0° ～ 30°；Ⅱ 型：骨折线与水平线之间的成角为 30° ～ 50°；Ⅲ 型：骨折线与水平线之间的成角为 > 50°。② Garden 分型基于骨折移位程度。Ⅰ 型：不完全骨折或者后倾外翻压缩骨折；Ⅱ 型：完全骨折，但前后和侧位片无移位，骨小梁完全中断，但对线正常；Ⅲ 型：完全骨折部分移位，主要压力骨小梁断裂，内翻移位，股骨头与股骨颈部分接触，股骨头与髋臼之间的骨小梁失去联系；Ⅳ 型：完全骨折完全移位，股骨头与远端骨块内压力骨小梁线平行。股骨头与股骨颈之间失去联系，股骨颈向近端移位，股骨头在髋臼内随意转动，其主要压力骨小梁与髋臼负重区骨小梁重新对线，恢复排列。诊断可以通过临床症状、X 线加 CT 确诊。股骨颈的治疗中，目前闭合复位三枚空心钉呈"倒品、贴边、平行"排列依然是金标准。

病例点评

股骨颈骨折可见于各个年龄段，目前普遍认同的内固定指征：年龄 < 65 岁，平时身体基本健康的患者；年龄

65～75岁，伤前活动良好，无或者仅有轻度骨质疏松的患者。滑动加压原理是股骨颈骨折固定最基本、最重要的原理。空心钉螺纹应当全部平行并通过骨折线，术后随着骨折端的吸收，股骨头沉降时可以起到滑动加压作用。如螺钉不平行，有可能在骨折断端被吸收，股骨头沉降时，螺钉不能退出，而发生螺钉穿出股骨头，甚至刺穿髋臼的情况，或者由于股骨头不能向下滑动沉降从而造成骨折间隙增大，造成骨折不愈合。部分平行置钉患者会在骨折愈合过程中出现退钉，该现象是骨折断端吸收、滑动加压的结果，绝大多数患者可以在短缩情况下骨折愈合。通过股骨颈骨折后良好的复位加有效的内固定，骨折愈合时间和愈合率与其自身长管状骨基本一致；骨折不愈合绝大多数是由手术技术原因复位不良和内固定不当引起；股骨头坏死均发生在骨折愈合并开始负重以后，高发期是术后2～3年；股骨头坏死可能与受伤时的暴力程度与移位程度、复位质量及个体差异相关。

参考文献

1. GAUTIER E, GANZ K, KRUGEL N, et al. Anatomy of the medial femoral circumflex artery and its surgical implicatins. J Bone Joint Surg Br, 2000, 82（5）：679-683.

2. FORGON M, SZATAI I, MILTENYI L. Technic of measuring the blood circulation of the femoral head following femoral neck fractures with human serum albumin labelled I-131. Chirurg, 1966, 37（7）：301-305.

3. GARDEN R S. Low angle fixation in fractures of the femoral neck. J Bone Joint

Surg，1961，53（4）：647-663.

4. ESTRADA L S，VOLGAS D A，STANNARD J P，et al. Fixation failure in femoral neck fractures. Clin Orthop Relat Res，2002，399（6）：110-118.

5. BOSCH U，SCHREIBER T，KRETTEK C. Reduction and fixation of displaced intrcapsular fractures of the proximal femur . Clin Orthop Relat Res，2002，399（6）：20-31.

6. LOWELL J D. Results and complications of femoral neck fractures. Clin Orthop，1980（152）：162-172.

7. BRAY T J. Femoral neck fracture fixation：clinical decision making . Clin Orthop Relat Res，1997，339（6）：20 -31.

8. STROMQVIST B，BRISMAR J，HANSSON L I，et al. Technetium-99m-ethylenediphosphonate scientimetry after femoral neck fracture. A three-year follow up study. Clin Orthop Relat Res，1984（182）：177-189.

9. SPEER K P，SPRITZER C E，HARRELSON J M，et al. Magnetic resonance imaging of the femoral head after acute intracapsular fracture of the femoral neck. J Bone Joint Surg Am，1990，72（1）：98-103.

021　仪表盘损伤患者治疗 1 例

病历摘要

　　患者，男性，29 岁。车祸致右大腿和髋部疼痛 2 小时来我院就诊。伤后自觉右侧下肢疼痛不能站立，在急诊科予 X 线检查（图 21-1）等对症处理后收住我科。伤后无恶心、呕吐等症状，无意识障碍和大小便失禁。

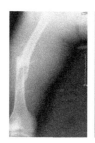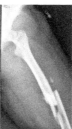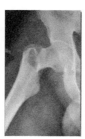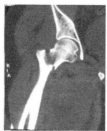

图 21-1　患者入院 X 线和 CT

　　[诊断]　右股骨干并股骨颈骨折。

　　[治疗]　伤后 2 天经检查无明显手术禁忌证后，行股骨干闭合复位逆行髓内钉固定术和股骨颈闭合复位空心钉固定术。术后恢复良好（图 21-2），术后 3 天痊愈出院。术后 3 个月复查恢复良好（图 21-3）。

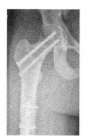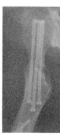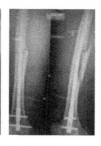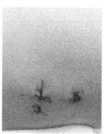

图 21-2　术后检查

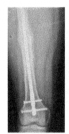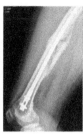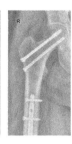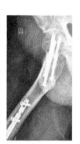

图 21-3 术后 3 个月 X 线

病例分析

　　随着汽车越来越多，车祸伤也成为主要的创伤之一。在车祸损伤中仪表盘损伤较常见，多发生于驾驶者和副驾驶者。汽车行驶时，汽车头部发生碰撞，而驾驶者未系安全带或系了安全带但因碰撞剧烈导致的膝部撞击汽车仪表盘造成一系列损伤。仪表盘损伤最先由 Dlaney 于 1953 年报道提出，好发于年轻人（平均年龄 34 岁），占股骨近端骨折的 1%～9%，占股骨干骨折的 2.5%～6%。该病漏诊或延迟诊断率达 20%～50%，而且由于无移位的股骨近端骨折常在术中或术后被发现，常被误诊为医源性骨折。本病受伤特点是髋、膝关节屈曲状态时受到垂直暴力，能量集中于股骨干，所以股骨干骨折多是粉碎性骨折，由于能量在股骨干释放，股骨近端骨折很少移位或处于垂直中立位，所以经常被误诊。

　　常用分型是 Alho Antti 分型和 Lambiris E 分型。① Alho Antti 分型分为四型，Type Ⅰ A：同侧股骨近端骨折术后合并植入物周围的骨折；Type Ⅰ B：同侧股骨近端骨折术后合并植入物远端的骨折；Type Ⅱ：股骨近端合并转子下骨折；Type Ⅲ：转子间合并股骨干骨折；Type Ⅳ 股骨颈合并股骨干骨折。② Lambiris E 分型分为四型，Type Ⅰ：同侧股骨干合并股骨颈骨折（基底型，经颈型，头下型）；Type Ⅱ：同侧股骨干合并转子部骨折（转子间，转子下，转子间并转子下）；Type Ⅲ：同侧股骨干合并股骨远端骨折；Type Ⅳ：同侧股骨干合并股骨远端和近端骨折。

治疗上应注意以下几点：① 股骨干合并股骨颈骨折治疗应首先治疗股骨干，然后再使用空心钉治疗股骨颈骨折；② 股骨干合并转子间骨折可以尽量闭合复位，使用髓内钉系统同时固定转子间和股骨干骨折。

📋 病例点评

仪表盘损伤常伴随有髌骨、股骨髁、髋臼和骨盆骨折，但最常见的损伤是股骨干合并股骨近端骨折（股骨颈或者股骨转子间骨折）。治疗中应高度重视、严防漏诊，检查六铁律之首：股骨干骨折必拍近侧照片。对于股骨干合并股骨颈骨折的患者，尤其是股骨干中远端骨折的患者，固定方式"金标准"是：股骨远端逆行髓内钉（＋）闭合复位空心钉固定股骨颈骨折，重点是股骨颈骨折的治疗，尽量避免使用近端髓内钉—以贯之固定股骨颈，股骨颈骨折最好使用 3 枚加压空心钉固定。对于股骨干合并转子间骨折则可以使用髓内钉系统一以贯之。

参考文献

1. DELANEY W M，STREET D M. Fracture of femoral shaft with fracture of neck of same femur. J Int Coll Surg, 1953, 19（3）: 303-312.

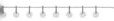
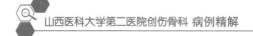

2. BOULTON C L, POLLAK A N. Special topic：ipsilateral femoral neck and shaft fractures：does evidence give us the answer？ Injury，2015，46（3）：478-483.

3. TORNETTA P, KAIN M S, CREEVY W. Diagnosis of femoral neck fractures in patients with a femoral shaft fracture. improvement with a standard protocol. J Bone Joint Surg Am，2007，89（1）：39-43.

4. LAMBIRIS E, GIANNIKAS D, GALANOPOULOS G, et al. A new classification and treatment protocol for combined fractures of the femoral shaft with the proximal or distal femur with closed locked intramedullary nailing：clinical experience of 63 fractures. Orthopedics，2003，26（3）：305-308.

5. DAFFNER R H, RIEMER B L, BUTTERFIELD S L. Ipsilateral femoral neck and shaft fractures：an overlooked association. Skeletal Radiology，1991，20（4）：251-254.

6. ALHO A. Concurrent ipsilateral fractures of the hip and femoral shaft：a meta-analysis of 659 cases. Acta Orthop Scand，1996，67（1）：19-28.

022　PFNA 治疗老年患者转子间骨折 1 例

📋 病历摘要

患者，女性，88 岁。摔伤致左髋疼痛伴活动受限 4 天。

[查体]　神志清醒，左下肢外旋畸形，左髋部压痛及叩击痛阳性，左髋关节屈伸活动受限，左下肢皮肤感觉可，左足背动脉搏动可。

[辅助检查]　骨盆正位、左髋侧位 X 线示左股骨转子间骨折移位明显。

[诊断]　左股骨转子间骨折（图 22-1）。

[治疗]　完善术前检查确定该老年患者无明显手术禁忌证，择期腰麻下行左股骨转子间骨折闭合复位髓内钉内固定术。患者手术后病情平稳，复查骨盆正位、左髋侧位 X 线（图 22-2）。术后 7 天患者痊愈出院。术后给予口服抗凝药治疗。

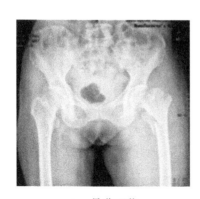
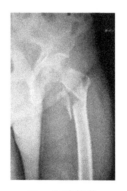

A：骨盆正位　　　　　　B：左髋侧位

图 22-1　术前 X 线

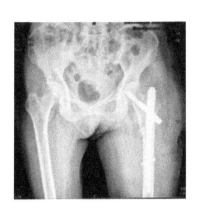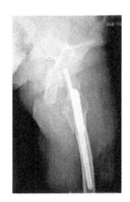

A：术后骨盆正位　　　　　　　　　B：左髋侧位

图 22-2　术后 X 线

病例分析

1. 股骨转子间骨折是指发生于髋关节囊线以外至小转子下方区域的骨折，是一种老年人常见、多发的骨折，骨折类型复杂，多呈粉碎性，占全身骨折的 3% ～ 4%。随着人口老龄化，骨质疏松性股骨转子间骨折正日益受到人们关注。由于保守治疗并发症较多，除有明确手术禁忌证的患者，目前多主张手术治疗，通过手术治疗使骨折端在无剪力的情况下愈合，缩短了骨折愈合时间，并能获得较满意的功能恢复，同时还可使患者早期活动及下地，改善生活质量，以达到良好的预后。

2. 目前，对于股骨转子间骨折主张采用手术方式进行治疗。内固定方式主要分为两大类型：髓外固定系统，包括加压滑动鹅头钉和动力髋螺钉（dynamic hip screw，DHS）；髓内固定系统，如 Gamma 钉和股骨近端防旋髓内钉（proximal femoral nail anti-rotation，PFNA）等。其中 DHS 作为钉板固定系统的代表，曾作为股骨转子间骨折手术治疗的标准内固定方式，但随着髓内固定的不断涌现，DHS 仅适用于稳定的转子间骨折的固定。

3. 关于髓内固定系统：髓内固定开始于 1980 年于北美问世的 Gamma 钉，之后由 AO 公司在此基础上研究开发出股骨近端髓内钉、PFNA，以色列公司研制的可膨胀股骨近端髓内钉和近年来新生产的 INTERTAN 髓内钉。目前临床常用的包括 PFNA 和 INTERTAN 两种髓内钉，并在临床上取得良好的疗效。

4. 股骨转子间骨折分型如下。

（1）股骨转子间骨折的 Evans 分型。① Ⅰ 型：即顺转子间骨折，骨折线从小转子向上外延伸；② Ⅱ 型：为逆转子间骨折，骨折线反斜行，从小转子向外下延伸，由于内收肌的牵拉，股骨干有向内侧移位的趋势。

（2）股骨转子间骨折的 Evans-Jensen 分型。① Ⅰ 型：即顺转子间的两部分骨折，Ⅰ A 为骨折无移位；Ⅰ B 为骨折移位。② Ⅱ 型：顺转子间三部分骨折，Ⅱ A：三部分骨折包括一个游离的大转子；Ⅱ B：三部分骨折包括一个游离的小转子。③ Ⅲ 型：包括大、小转子游离的四部分骨折。

病例点评

1. 此病例为老年患者，长期卧床会出现危及生命的并发症，建议手术治疗，早日下床行康复活动。

2. 应充分评估患者基础疾病和心、肺功能等，明确手术禁忌证。

3. 术前、术后患者机体处于高凝状态，应及时使用抗凝药预防肺栓塞。

4. 股骨转子间血运丰富，骨不连机会很少，治疗重点主要是预防髋内翻和肢体的外旋畸形及使患者能早期负重，减少并发症。

5. 患者术后康复训练应有专人陪同，防止摔倒，发生假体周围骨折。

参考文献

1. 唐海，罗先正. 1043 例髋部骨折的病因分析. 中华骨科杂志，1996，16（12）：763-765.

2. XU Y，GENG D，YANG H，et a1. Treatment of unstable proximal femoral fractures：comparison of the proximal femoral nail antirotationand gamma nail 3. Orthopedics，2010，33（7）：473-478.

023 PFNA 治疗股骨转子间骨折 1 例

病历摘要

患者，男性，55 岁。主因摔伤致左髋部疼痛、肿胀伴活动受限 2 日就诊。患者 2018 年 4 月 4 日晚骑电动车时摔伤，即感左髋部疼痛、肿胀活动受限，受伤时无头痛、头晕等特殊不适，当时未予特殊处理，回家卧床静养；次日在家中尝试行走时，即感左髋部疼痛难忍伴行走不能，就诊于当地医院行 X 线检查示左股骨转子间骨折，给予患者支具固定并建议手术治疗，遂以左股骨转子间骨折收住我科。

[查体] 左髋部肿胀，皮肤无破损，左下肢未见明显短缩，轻度外旋畸形，髋关节周围压痛明显，纵向叩击痛（+），左髋关节活动受限，末梢血运及感觉正常。

[辅助检查] 行 X 线及 CT 检查（图 23-1）。

[诊断] 股骨转子间骨折。

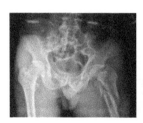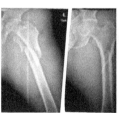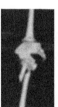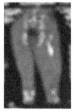

图 23-1 术前 X 线及 CT

[治疗] 入病房后给予患者左胫骨结节牵引，重量 5 kg，抬高患肢制动，鼓励主动活动足趾及踝关节，加强患肢肌肉收缩锻炼，完善术前心电图、胸部 X 线检查、肝肾功能、电解质、出凝血时间、血糖、B 超等检查，给予消肿、止痛等治

笔记

疗，排除手术禁忌证，进行术前讨论决定治疗方案及手术方案后行左股骨转子间骨折闭合复位 PFNA 内固定术。

术后当日给予头孢呋辛钠 1.5 g 静脉滴注 1 次，预防感染，给予消肿、止痛药物治疗，嘱抬高患肢，主动活动脚趾及踝关节；术后前 3 天每天换药 1 次，给予消肿、止痛等治疗；术后第 5 天出院，门诊随诊，鼓励患者加强踝泵训练及股四头肌锻炼减轻肿胀；术后 14 天拆线，鼓励在无负重、家人搀扶下锻炼行走；每个月来门诊复查 1 次，根据恢复情况指导患者进行患肢功能锻炼。影像学资料见图 23-2 及图 23-3。

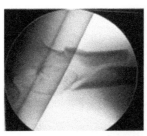
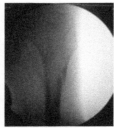
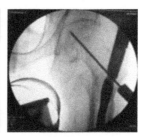
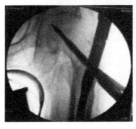
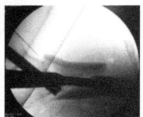

图 23-2　术中 C 臂

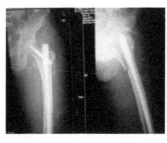
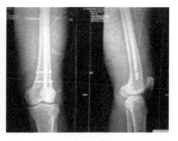

图 23-3　术后 X 线

病例分析

股骨转子间骨折容易发生于高龄人群，骨折分为稳定型和不稳定型，除无条件手术者外均建议手术治疗。手术方式分为髓外固定和髓内固定，对于稳定骨折可以考虑DHS，对于复杂性骨折髓内固定效果更加明显，髓内固定有以下特点：①符合生物学，坚强固定，降低手术损伤，减少并发症；②利于早期活动，促进术后康复。

鉴别诊断。①股骨颈骨折：受伤机制与本病类似，但患者年龄相对较小，局部肿胀及压痛不甚明显，压痛点在腹股沟中点；X线可以鉴别。②髋关节后脱位：常见于青壮年遇强大暴力损伤时；患肢弹性固定于屈髋、屈膝、内收、内旋位，在臀后可扪及脱出的股骨头；X线可以鉴别。③股骨干上1/3骨折：青壮年及儿童多见，有明显外伤史；局部压痛明显，出现短缩、成角或旋转畸形，可触及骨擦感及异常活动；X线示股骨干骨折。

病例点评

随着我国社会逐步进入老龄化，如今转子间骨折已经成为高龄老人的常见病，其中跌伤是最常见的致伤原因，在70岁以上的老人中转子间骨折更容易发生。在大多数人的眼中，骨折并不会致人死亡，但是对于高龄老人来说，转子间骨折可能是其人生的最后一次打击。据统计，转子间骨折采用保守治疗的患者当中，1年后的死亡率高达30%，目前医学界已经达成共识，应尽快使患者坐起、翻身、下床活动，降低长期

笔记

卧床所致的并发症概率，降低患者的死亡率。另外应尽量为患者创造康复锻炼的基本条件，最大限度改善患肢功能，使患者早日恢复生活自理能力，改善生活质量。在患者身体能够耐受手术的情况下，应尽量争取手术的机会。这也是转子间骨折基本的治疗原则。目前 PFNA 治疗就是一种好的手术方式，创伤小、出血少，患者可以早期下床活动。

参考文献

1. 郭冬义，陈超. 股骨近端外侧锁钉钢板辅助前侧短重建钢板和股骨近端防旋髓内钉治疗老年不稳定股骨粗隆间骨折优劣性对比. 山西医药杂志，2018，47（3）：243-247.

2. 涂维新. 老年股骨粗隆间骨折患者的手术与保守治疗. 医疗装备，2018，31（3）：121-122.

3. 高炎. 股骨近端锁定髓内钉治疗股骨粗隆间骨折的临床效果分析. 中国医药指南，2018，16（4）：137-138.

4. 杜兵，刘静，曾凡军，等. 两种内固定方法治疗老年股骨粗隆间骨折对时间指标及关节功能的影响. 当代医学，2018，24（5）：46-48.

5. 高翔. 股骨近端防旋髓内钉微创治疗老年股骨粗隆间骨折的疗效观察. 中国矫形外科杂志，2012，20（16）：1463-1466.

6. 洪加源，练克俭，郭林新. Richard 钉治疗股骨粗隆间骨折并发症 27 处原因分析. 骨与关节损伤杂志，2001，16（3）：233-234.

024　PFNA 治疗陈旧性股骨转子间骨折 1 例

病历摘要

患者，男性，49 岁。2019 年 5 月 16 日 9 时左右由高处坠落摔伤右髋部。胸部。当时神智不清楚，立即就诊于当地医院，行 X 线检查示肋骨骨折，肺挫伤，骨盆骨折，右股骨转子间骨折，缺血性脑梗死，予气管切开呼吸机通气、输血等对症支持治疗；后就诊于当地另一家医院，予胸腔闭式引流、呼吸机通气、输血补液等对症支持治疗。患者生命体征稳定后为求进一步治疗骨科疾病，于 6 月 20 日就诊于我院急诊科，诊断为陈旧性骨盆骨折、陈旧性右股骨转子间骨折、多发肋骨骨折、胸腔闭式引流管术后、气管切开术后，建议手术治疗并收入我科。患者近来饮食、睡眠可，留置导尿管，未大便，体重未见明显变化，精神状态正常。

[既往史] 高血压病史 1 年余，最高血压 148/100 mmHg，使用药物硝苯地平控制，血压控制可。否认糖尿病、冠心病等慢性病史，否认肝炎、结核等传染病史，否认手术、外伤及输血史，否认食物过敏史。

[查体] 脊柱生理弯曲存在，各棘突压痛及椎旁叩击痛（−），双下肢不等长，右下肢缩短约 8.0 cm，右髋部可见明显畸形，右髋部皮温较对侧高，可见片状淤青，轻度肿胀，未见破溃及窦道形成，右髋部压痛及叩击痛（＋），右下肢纵向叩击痛（＋），右下肢反射存在，右髋关节活动受限，右下肢末

117

梢血运感觉及运动可，左下肢感觉减退，左下肢肌力 0 级，左下肢末梢血运可，骨盆分离挤压试验（－），双侧提睾反射（－），左下肢各反射未引出。

[诊断]　陈旧性骨盆骨折，陈旧性右股骨转子间骨折，多发肋骨骨折，胸腔闭式引流术后，气管切开术后。

[治疗]　6 月 26 日行右陈旧性股骨转子间骨折闭合复位 PFNA 内固定术。影像学资料见图 24-1 ～图 24-4。

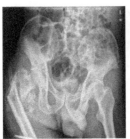
A：骨盆正位

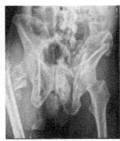
B：骨盆出口位

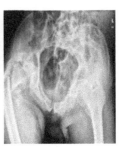
C：骨盆入口位

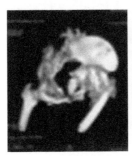
D：骨盆三维重建

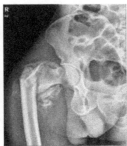
E：右髋关节正位

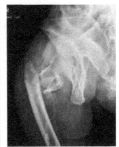
F：右髋关节中侧位

图 24-1　术前 X 线及 CT

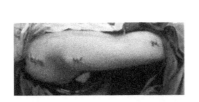

图 24-2　术中切口

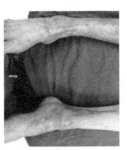

24-3　术后

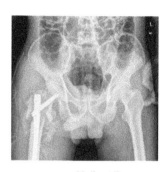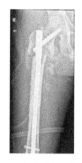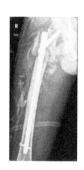

A：骨盆正位　　　B：右股骨正位　C：右股骨侧位

图 24-4　术后 X 线

病例分析

　　股骨转子间骨折是老年人常见的低能量损伤。随着社会的老龄化、人均寿命的延长，股骨转子间骨折的发生率呈上升趋势。髋部是老年骨质疏松性骨折的多发部位，转子间骨折患者平均年龄比股骨颈骨折患者高 5 ～ 6 岁，其中 90% 的患者为 65 岁以上老人，70 岁以上发病率急剧增加。老年人由于视力、听力及运动功能的下降及全身各个系统的综合反应能力降低，发生外伤的概率也明显增高，同时转子间以骨松质为主，骨质疏松使骨小梁微结构破坏，轻微暴力即可造成骨折，高龄患者长期卧床引起并发症较多，病死率为 15% ～ 20%。

　　1. 根据骨折部位、骨折线的形状及方向、骨折块的数目等情况，转子间骨折的分类方法很多，目前临床广泛应用的分型为 Evans 分型和 AO 分型，其简单实用，可指导治疗并提示预后。

　　（1）Evans 分型。Ⅰ型：骨折线由外上方向内下方沿转子间线走行的两部分骨折，即简单骨折，较稳定，ⅠA型（无移位），ⅠB型（有移位）。Ⅱ型：三部分骨折，ⅡA型（累及大转子），ⅡB型（累及小转子）。Ⅲ型：累及大、小转子的四部分骨折。Ⅳ型：反转子间骨折，骨折线自大转子下方斜向内上方，到达小转子上方。

（2）AO分型。A1型：经转子的简单骨折（两部分），内侧骨皮质仍有良好的支撑，外侧骨皮质保持完好。①沿转子间线；②通过大转子；③通过小转子。A2型：经转子的粉碎性骨折，内侧和后方骨皮质在数个平面上破裂，但外侧骨皮质保持完好。①有一内侧骨折块；②有数块内侧骨折块；③在小转子下延伸超过1 cm。A3型：反转子间骨折，外侧骨皮质也有破裂。①斜型；②横型；③粉碎型。

2. 转子间骨折的非手术治疗非常罕见，但对于那些非手术治疗可以获得疼痛控制的丧失行动能力的患者而言也是一种手段。内固定适用于大多数转子间骨折，最佳固定取决于骨折的稳定性。转子间骨折的主要治疗方式为加压或动力髋螺钉和髓内钉固定，部分患者需行人工关节置换术。加压或动力髋螺钉是稳定型转子间骨折治疗的良好选择（AO分型A1和大部分A2骨折）；对于不稳定型股骨转子间骨折（A3骨折和一些A2骨折），最佳的治疗方式是使用髓内钉固定。人工关节置换术术后可早期活动，较早恢复伤前功能，压疮、肺部感染、肺不张较内固定组显著减少，可用于高龄严重骨质疏松的不稳定骨折，也可用于骨不连及内固定失效患者。通常认为伤后24小时内手术病死率明显增加，卧床大于1周全身并发症发生率大大增加，因此多数作者认为72小时到1周内手术最佳。

无论采取何种内固定方法，绝大多数患者需要行闭合复位或半闭合复位。麻醉后，将患者放置在专门的骨折牵引床上，双下肢通过足部支架牢固固定。健侧肢体外展牵引，患肢内旋、内收牵引，透视复位。如果内侧或后侧有裂纹或重叠，可进一步调整牵引或内、外旋患肢位置达到标准复位。对于粉碎性骨折，远折端后倾，有时复位较困难，可以采用克氏针撬拨复位，必要时行切开复位，使用持骨器，上提骨折远端纠正。复位良好标准：X 线前后位像可见到内侧皮质骨接触良好，且侧位 X 线显示后侧皮质骨接触良好。

病例点评

患者骨盆骨折属于陈旧性骨折，移位不明显，无明显临床症状，可保守治疗；患者右股骨转子间骨折属 Evans Ⅲ 型及 A2 型，骨折移位明显，右下肢短缩畸形明显，需积极手术治疗，恢复力线，保证患者后期功能。患者受伤 1 月余，术前考虑可试行闭合复位，若复位困难则行切开复位，术中患肢持续外展位牵引、内旋，极度内收后 C 臂照射复位良好，根据术者经验找到大转子进针点，行 PFNA 内固定术，术后力线满意，下肢长度恢复。

参考文献

1. 鲁迪，巴克利，莫兰 . 骨折治疗的 AO 原则 . 2 版 . 危杰，刘璠，吴新宝，等译 . 上海：上海科学技术出版社，2010.

2. 王亦璁，姜保国 . 骨与关节损伤 . 5 版 . 北京：人民卫生出版社，2012.

3. 阿扎，贝帝，坎贝尔 . 坎贝尔骨科手术学 . 13 版 . 唐佩福，王岩，卢世璧，主译 . 北京：北京大学医学出版社，2018.

4. 赵玉沛，陈孝平 . 外科学 . 北京：人民卫生出版社，2016.

025 ZNN 治疗股骨转子下骨折 1 例

病历摘要

患者，男性，34 岁。于 30 小时前从高处坠落致左髋部、左上臂疼痛、肿胀伴活动受限，当即就诊于当地医院，行 X 线检查示左股骨转子下粉碎性骨折、左桡骨粉碎性骨折。左前臂给予简单石膏固定，行胫骨结节牵引后转入我院，以左股骨转子下粉碎性骨折、左桡骨粉碎性骨折入住我科。

[查体] 左前臂、左髋部轻度肿胀，可见散在淤斑，左上肢石膏固定，未见明显畸形。左下肢胫骨结节牵引后未见明显短缩、外旋畸形。左前臂骨折处、左髋部压痛、叩击痛（+）。左上肢、左髋部主、被动活动受限。左上肢桡动脉、左足背动脉可触及，末梢感觉减退，余肢体未见明显异常。

[辅助检查] 入院后行双下肢血管彩超检查示双侧小腿局部肌间静脉完全栓塞，双侧下肢动脉未见明显异常；骨盆正位 X 线、左髋关节侧位 X 线示左股骨转子下骨折（图 25-1，图 25-2），左腕关节 X 线示左桡骨远端粉碎性骨折（图 25-3）；髋关节三维重建示左股骨转子下骨折（图 25-4）。入院后血细胞五分类回报示白细胞数 9.3×10^9/L，中性粒细胞百分比 76.17%，红细胞数 3.57×10^{12}/L，血红蛋白 111.5 g/L，D– 二聚体 1106 ng/L。

[治疗] 给予皮下注射依诺肝素钠注射液抗凝治疗，请血管外科会诊，评估手术风险，告知患者下肢静脉血栓可导致肺栓塞等致死性风险。

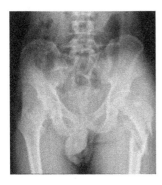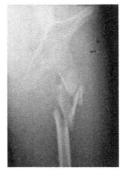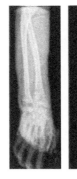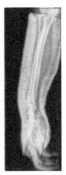

图 25-1　骨盆正位 X 线　　25-2　左髋关节侧位 X 线　　图 25-3　左腕关节正位、侧位 X 线

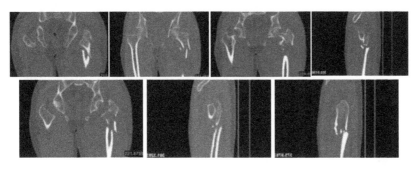

图 25-4　髋关节 CT

　　于受伤后第 4 日行左股骨转子下骨折闭合复位髓内钉内固定术。术中出血 200 mL，未输血。

　　术后复查股骨正位、侧位 X 线示骨折复位可，内固定安置较好（图 25-5）。术后给予头孢唑啉预防感染，术后第 2 日

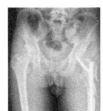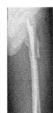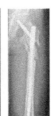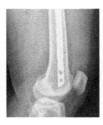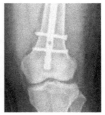

图 25-5　术后复查股骨正、侧位 X 线

体温 38.4 ℃，血细胞五分类回报示白细胞 11.72×10⁹/L，中性粒细胞百分比 77.30%，红细胞数 2.65×10¹²/L，血红蛋白 81 g/L。给予静脉输入注射用头孢呋辛，继续抗凝治疗。按时换药见：切口敷料有少量血性渗出，患肢切口对合整齐、干燥，未见脓性分泌物。术后第 3 日复查体温 37.5 ℃。患者术后多次复查血细胞五分类，白细胞数正常，红细胞数降低，血红蛋白降低，于术后第 5 日复查血细胞五分类示白细胞 6.69×10⁹/L，中性粒细胞百分比 74.00%，红细胞数 2.97×10¹²/L，血红蛋白 92 g/L，C- 反应蛋白 29.30 mg/L，降钙素原 0.21 ng/mL，血沉 80.00 mm/h。术后体温逐渐降低，术后第 7 日体温恢复正常。建议患者继续住院观察，患者要求出院，于术后第 8 日准予出院。

病例分析

　　股骨转子下骨折定义不统一，大多数学者将这一骨折定义为发生在小转子上缘至股骨狭窄部位之间的骨折。股骨转子下骨折占所有髋部骨折的 10% ～ 15%，近年来发病率有逐渐增高趋势。股骨转子下高机械应力集中、高能量损伤可导致股骨转子下骨折呈粉碎性，即使是闭合性损伤，也可能有潜在的软组织严重受损和骨折块血供破坏，容易发生骨不愈合。由于股骨转子下骨折造成肢体短缩及股骨头和股骨颈的内翻移位，造成功能性的髋关节外展肌群力量减弱，如果不进行矫正，外展肌会因收缩长度变短而造成严重跛行。

　　目前，Seinsheimer 分型和 Russell-Taylor 分型在临床上应

用较多，两者对骨折严重程度和治疗难易程度有一定预测作用，并对手术方式的选择有一定的指导意义。

（1）Seinsheimer 分型。①Ⅰ型：骨折无移位或移位<2 mm。②Ⅱ型二分骨折：Ⅱa 型，横行骨折。Ⅱb 型，螺旋形骨折，小转子位于近端骨折块。Ⅱc 型，螺旋形骨折，小转子位于远端骨折块。③Ⅲ型三分骨折：Ⅲa 型，三分螺旋形骨折，小转子是第三个骨折块的一部分。Ⅲb 型，三分螺旋形骨折，第三个骨折块为蝶形骨折块。④Ⅳ型：转子下 – 转子间骨折。

（2）Russell-Taylor 分型。①Ⅰ型：骨折延伸至梨状窝。ⅠA 型，骨折碎块及骨折线从小转子下方到股骨峡部。ⅠB 型，骨折碎块及骨折线累及小转子到股骨峡部。②Ⅱ型：骨折线向近端延伸至大转子和梨状窝。ⅡA 型，小转子无明显的碎块或骨折。ⅡB 型，股骨内侧皮质有明显的碎裂，小转子失去连续性。

股骨转子下骨折的治疗目的是恢复股骨长度及旋转对线，矫正向外成角，恢复外展肌的张力。现在治疗股骨转子下骨折的内固定物有髓内固定、髓外固定和外固定。临床上常用的治疗股骨转子下骨折的固定方式是髓内钉内固定。髓内钉固定股骨转子下骨折的经典适应证包括延伸到转子下的股骨转子间骨折、股骨转子下长螺旋形骨折和股骨转子下粉碎性骨折。

病例点评

1. 患者于 30 小时前从高处坠落，致左髋部及左上臂疼痛、肿胀。及时进行左下肢胫骨结节牵引，左上臂石膏固定的处理。完善心电图、心脏彩超及双下肢血管彩超后，发现双侧小腿局部肌间静脉完全栓塞。给予抗凝治疗并请血管外科会诊，排除手术禁忌证。

2. 行患肢 CT 检查，进一步明确骨折类型，明确手术方案。

3. 吸收热，临床上一般表现为在术后 3 日内无感染条件下体温升高，但低于 38.5 ℃，3 日后可自行恢复。该患者术后第 2 日体温 38.4 ℃，白细胞 11.72×10^9/L，然后体温逐渐恢复正常，白细胞同时恢复正常。考虑由于股骨转子下区域超负荷轴向应力所致高能量损伤产生了比较严重的组织内出血，同时由于有肌间静脉血栓，持续使用抗凝药，凝血功能降低，导致吸收热。

参考文献

1. 杨明辉，李宇能. 当今股骨转子下骨折的治疗理念. 国际骨科学杂志，2017，38（4）：213-215.

2. KIM J W, PARK K C, OH C W, et al. Percutaneous cerclage wiring followed by intramedullary nailing for subtrochanteric femoral fractures：a technical note with clinical results. Arch Orthop and Trauma Surg, 2014, 134（9）：1227-1235.

3. BARBOSA DE TOLEDO LOURENÇO P R, PIRES R E. Subtrochanteric fractures of the femur：update. Rev Bras Ortop, 2016, 51（3）：246-253.

4. JOGLEKAR S B, LINDVALL E M, MARTIROSIAN A. Contemporary management of subtrochanteric fractures. Orthop Clin North Am, 2015, 46（1）：21-35.

5. ULMAR B, SIMON S, ESCHLER A, et al. Subtrochanteric femoral fractures.

Unfallchirurg，2013，116（12）：1097-1112.

6. LOIZOU C L，MCNAMARA I，AHMED K，et al. Classification of subtrochanteric femoral fractures. Injury，2010，41（7）：739-745.

7. SHIN W C，MOON N H，JANG J H，et al. Comparative study between biologic plating and intramedullary nailing for the treatment of subtrochanteric fractures：Is biologic plating using LCP-DF superior to intramedullary nailing. Injury，2017，48（10）：2207-2213.

026 PFNA 治疗股骨转子下骨折 1 例

病历摘要

患者，男性，23 岁。车祸致右大腿活动受限来诊。当时就诊于当地医院，行 X 线检查示右股骨转子下骨折，建议转诊至上级医院。骨科急诊以右股骨转子下骨折收住入院，患者发病以来，精神好，食欲好，大小便正常。

[查体] 患者神志清楚，右下肢支具固定。右大腿局部肿胀，右足背动脉搏动可触及。右下肢可触及骨擦感，右下肢较健侧短缩。生理反射存在，病理反射未引出。

[诊断] 右股骨转子下骨折。

[治疗] 患者入院后完善相关检查，行右股骨转子下骨折闭合复位髓针内固定术，术后定期复查，择期负重，最后骨折愈合完整，取出内固定。影像学结果如图 26-1～图 26-4。

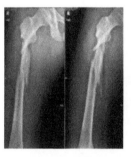
图 26-1 术前 X 线

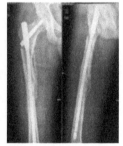
图 26-2 术后 X 线

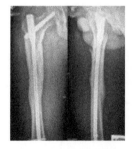
图 26-3 术后骨折愈合 X 线

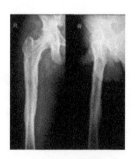
图 26-4 取出内固定后 X 线

📋 病例分析

　　患者为转子下骨折，移位较大，但是采取了闭合复位髓针内固定。典型的股骨转子下骨折表现为大腿近端剧烈疼痛、局部明显肿胀、患肢短缩呈外旋畸形。由高能量创伤所致的患者，特别是青壮年患者，应特别注意是否合并骨盆、脊柱、其他长骨及其他器官、系统的损伤，同时应注意血流动力学的变化，及时补充血容量，防止休克。放射学诊断首先要有包括股骨转子下区的标准股骨干正、侧位 X 线。为了除外髋关节脱位和骨盆骨折，同时还应拍摄一张骨盆正位片。美国 Hennepin 国家医学中心的报道显示，46% 的高能量创伤所致的青壮年股骨转子下骨折合并有骨盆和其他长骨骨折。另外，应该根据 X 线片认真评价骨质疏松的程度，并除外病理性骨折。股骨转子下骨折有许多分型系统，但是很少有一种既能解释受伤机制、指导术前计划，又能说明预后的分型系统。目前在文献报道中比较常用的分型系统有 Seinsheimer 分型、AO 分型、Russell-Taylor 分型。

　　1. Seinsheimer 分型。1978 年 Seinsheimer 根据主要骨折块的数目及骨折线的形状和位置，将股骨转子下骨折分成五型。其中第 Ⅱ 型和第 Ⅲ 型又分别进一步分为 A、B、C 型和 A、B 亚型。在这些分型中，Seinsheimer 强调了股骨内侧皮质粉碎的重要性，并认为它可以导致内固定术后丧失稳定性，最终导致内固定的失败。因此，他提出 ⅢA 型的股骨转子下骨折治疗结果最差。① Ⅰ 型是指无移位的骨折或是任何骨折端移位 < 2 mm 的骨折。② Ⅱ 型二部分骨折。ⅡA：两部分的

笔记

横行骨折；ⅡB：两部分的螺旋骨折，且小转子附于近折块；ⅡC：两部分的螺旋骨折，且小转子附于远折块。③Ⅲ型三部分骨折。ⅢA：三部分的螺旋骨折，小转子是第三个折块，并且有一个下方长度变化的皮质刺突；ⅢB：股骨近 1/3 三部分的螺旋骨折，且第三个部分是一个蝶形骨块。④Ⅳ型粉碎性骨折，有四个或更多的骨折块。⑤Ⅴ型股骨转子下 - 转子间骨折，任何一个涉及大转子的股骨转子下骨折。

2. AO 分型。1979 年 AO 内固定研究小组（AO-ASIF）根据骨折的粉碎程度，将这些损伤分为 A、B、C 三个基本型，并根据骨折的复杂性进一步分为三个组，每一组又分为三个亚组（前面病例中已详叙）。

3. Russell-Taylor 分。①ⅠA 骨折线从小转子以下到股骨干峡部，没有累及梨状窝，在这一区域可以存在任何程度的骨折粉碎。②ⅠB 包括小转子区域的粉碎，骨折远端到股骨干峡部，但是骨折线没有累及梨状窝。③ⅡA 骨折线从小转子到股骨干峡部，并累及梨状窝，但是不存在明显的骨折粉碎或小转子的主要骨折块，即内侧结构是稳定的。④ⅡB 骨折累及大转子区并伴有股骨内侧皮质的明显粉碎，而且小转子的连续性丧失。此例患者属于转子间骨折 Seinsheimer 分型Ⅳ型。

病例点评

患者转子下骨折虽然骨块移位较大，但是坚持采取闭合复位髓针内固定，经过这段时间的观察，闭合复位后骨折愈合是良好的。

参考文献

1. MICLAU T，REMIGER A，TEPIC S，et al. A mechanical comparison of the dynamic compression plate，limited contact-dynamic compression plate，and point contract fixator. J Orthop Trauma，1995，9（1）：17-22.

2. BRUMBACK R J，UWAGIE-ERO S，LAKATOS R P，et al. Intramedullary nailing of femoral shaft fracture. Part Ⅱ. Fracture-healing with static interlocking fixation. J Bone Joint Surg Am，1988，70（10）：1453-1462.

3. KYLE R F. Fractures of the proximal part of the femur. J Bone Joint Surg Am，1994，76（6）：924-950.

4. HAJEK P D，BICKNELL H R Jr，BRONSON W E，et al. The use of one compared with two distal screws in the treatment of femoral shaft fractures with interlocking intramedullary nailing. A clinical and biomechanical analysis. J Bone Joint Surg Am，1993，75（4）：519-525.

5. BUCHOLZ R W，ROSS S E，LAWRENCE K I. Fatigue fracture of the interlocking nail in the treatment of fracture of the distal part of the femoral shaft. J Bone Joint Surg Am，1987，69（9）：1391-1399.

027　股骨干骨折术后骨不连 1 例

病历摘要

患者，男性，22 岁。主因左股骨干骨折术后 9 个月，左大腿畸形、疼痛、活动受限 1 日就诊。

[现病史]　患者于 2017 年 7 月 26 日晚骑电动车时摔伤，即感左大腿疼痛、肿胀活动受限，遂以"左股骨干骨折"入住山西某医院，于 2017 年 7 月 27 日在全麻下行左股骨干骨折切开复位内固定术。术后患者定期复查，并进行功能锻炼，恢复尚可。2018 年 4 月 27 日 20 时，患者在家中行走时，突觉左大腿畸形、疼痛、活动受限，患者神智清楚，无头痛、头晕、恶心、呕吐及腹痛等症状。患者遂就诊于我院，行相关检查考虑左股骨干骨折术后再骨折，后患者为求进一步治疗，入住我科。

[查体]　左大腿肿胀明显，可见畸形，压痛阳性，纵向叩击痛阳性，活动受限，可扪及反常活动。左大腿外侧可见一长约 20 cm 手术切口，瘢痕已愈合，左下肢远端感觉、血运及活动未见明显异常。患者自发病以来，精神可，食欲欠佳，睡眠佳，大小便正常。

[诊断]　左股骨干骨折术后骨不连。

[治疗]　仔细评估此患者术前 X 线（图 27-1），明确骨缺损的类型和程度，预设双钢板的长度和螺钉置入的位置，充分做好术前准备。手术入路：切开皮肤、皮下，剪开阔筋膜，于股外侧肌后方间隙分离，将股外侧肌向前掀起到达股骨干，显

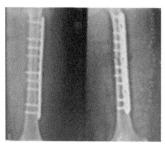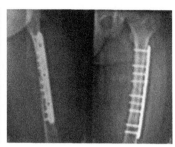

A：2017 年 7 月 28 日　　　B：2018 年 3 月 2 日

图 27-1　术前 X 线

露断裂的钢板并取出。在处理骨折端之前，首先避开原钢板的螺钉孔预置钢板，尽量选择宽厚的下肢锁定钢板，钢板越长越好，每一个骨折端至少有 4 枚以上的双皮质螺钉固定。预置钢板的方法与前述的单钢板固定肱骨干骨折相同，采用去皮质术逐步显露骨折端，清除骨端的死骨和瘢痕组织，用较粗的钻头打通髓腔。按预置钢板标记位置安放钢板，调整骨折端，缩小间隙，先用螺钉单皮质临时固定。透视观察骨折复位良好。双皮质螺钉逐步固定钢板。每一个骨折端至少有 4 枚以上双皮质螺钉固定，以确保固定的可靠性。选择上肢锁定窄板置于对侧作为辅助钢板固定。骨折的两端各有 2 枚螺钉固定，两块钢板尽量平行放置。后取髂骨植骨，将髂骨分别修剪成豌豆大小的松质骨颗粒和火柴杆粗细的骨条。

骨折间隙和骨缺损处植入松质骨颗粒，骨折端周围铺以骨条，用可吸收线捆绑固定，以免骨移位或流失。

2018 年 8 月 15 日骨折断端模糊，足量骨痂形成，允许部分负重，并进行肌力锻炼（图 27-2）。

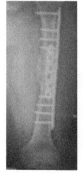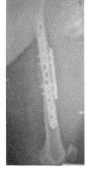

图 27-2　复查 X 线

病例分析

美国骨科医师协会的骨不连诊断标准为：骨折后至少9个月或连续3个月动态观察，未见到骨折有明显的愈合征象。诊断时包含两个要素：①时间，骨折后6～9个月仍未愈合；②动态观察骨折愈合情况，连续3个月骨折端没有愈合的迹象，即X线显示骨折间隙和骨痂生长情况没有变化。造成骨不连的局部因素有：①血供障碍，特殊部位骨骼的营养血管为单一供血，骨折处周围软组织严重损伤；②内固定的机械稳定性差，如严重骨缺损、选用了不合适的内固定器材、应用了错误的固定理念等；③感染，骨折端和周围软组织的感染是骨不连的直接原因。所以面对骨不连，要查清病因，对症处理，有的放矢。

骨不连综合评估：①骨不连的位置，关节内、干骺端、长骨干；②骨不连是否合并畸形；③是否有活动性感染；④是否有骨骼缺失或覆盖的软组织缺失；⑤是否有滑膜覆盖的假关节形成；⑥根据骨不连的类型判断局部血液供应情况；⑦是否有内固定物不稳定。最终根据对骨不连综合评估结果选择对应的手术方案。

治疗原则：①拆除不稳定的内固定物；②治疗感染因素，清创、去除感染坏死的骨和软组织，全身及局部应用抗菌药物；③矫正畸形；④治疗骨缺损，可以采用的技术包括植骨、带血管蒂的骨移植、骨搬移技术等；⑤断端处理，通过打开断端髓腔、去皮质术等方式处理骨折端，改善血供；⑥实施牢固内固定；⑦局部进行生物学刺激促进愈合，方法包括自体骨移植和应用生物因子重建血供，如 BMP、骨髓血，甚至干细胞治疗等；⑧重建足够的软组织覆盖；⑨邻近关节的松解，恢复关节运动。

病例点评

1. 本例患者在内固定 9 个月后发生钢板断裂，可以明确诊断为骨不连。除 X 线检查外，CT 可以更精确地评估骨不连的范围和程度，且受内固定物影响更少。对怀疑感染的患者，红细胞沉降率、C- 反应蛋白不仅可作为诊断提示，也可作为治疗感染过程中的动态监测。确定为感染性骨不连的患者，要进行病原学检查和药敏试验。

2. 经钢板固定后发生的长骨不连，二次手术时需取出松动或断裂的钢板，重新选择新的钢板固定，因为拆除原有钢板和清理骨折端时已经进行较大范围的手术显露，再次安放钢板不会对患者增加更大的损伤，相反更换髓内钉固定可能损伤髓内血管，进一步加重骨折端的缺血，影响骨愈合。

3. 选择钢板固定，其稳定性取决于骨折端的皮质骨接触情况，如果缺损位于钢板固定的同侧，钢板固定后对侧的骨皮质能够接触并获得支撑，此时单一钢板固定就可以获得很好的力学稳定性；骨缺损若位于钢板固定的对侧，钢板固定后对侧骨皮质不能接触之，会产生吊臂式不稳，钢板固定后的力学稳定性会大打折扣，此时可选择双钢板固定获得骨缺损处的力学稳定性。本例患者骨缺损位于钢板固定的对侧，因而选择双钢板固定获得骨缺损处的力学稳定性。

135

参考文献

1. 刘建，王志刚，孟国林，等. 肱骨骨不连的原因分析及治疗. 中华创伤骨科杂志，2004，6（4）：395-399.

2. EINHORN T A. Current concepts review enhancement of fracture-healing. J Bone Joint Surg Am, 1995, 77（6）：940-956.

3. 陆裕朴. 实用骨科学. 北京：人民军医出版社，1995：51-55.

4. 李世德. 骨折不愈合、延迟愈合的研究及外科治疗进展. 实用骨科杂志，1995，（4）：181-183.

5. PROBST A，SPIEGEL H U. Cellular mechanisms of bone repair. J Invest Surg, 1997, 10（3）：77-86.

6. 孟俊柏，顾春生，黄朝明. 中西医结合治疗胫骨骨折骨不连 41 例. 河北中医，2009，31（1）：86-87.

7. 傅青格，张春才，王家林，等. 新型植骨与内固定方法治疗上肢骨不连 93 例. 第四军医大学学报，2005，26（16）：1467-1467.

8. 秦泗河. 突破骨不连与骨缺损治愈的瓶颈. 中国骨伤，2013，26（4）：267-270.

028　闭合复位髓针内固定治疗股骨干骨折1例

病历摘要

患者，男性，48岁。2018年8月23日下午19时不慎被重物砸伤左大腿，致左大腿及左足疼痛伴活动受限，无出血，当时意识清楚，就诊于当地县医院。立即行左股骨干正、侧位X线检查示左股骨干骨折，左足正、侧位片示左足第1跖骨骨折（图28-1），建议转上级医院行手术治疗，遂来我院就诊。初步诊断为左股骨干骨折、左足第1跖骨骨折，收入我科。

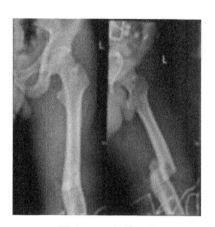

图28-1　术前X线

［既往史］　患者30年前因左股骨骨折行手术治疗，骨愈合后取出内固定。否认高血压、糖尿病、冠心病史，否认肝炎、结核等传染病史，有输血史，否认食物过敏史。

［查体］　一般情况可，生命体征平稳，脊柱生理弯曲存在，各棘突未及压痛及叩击痛，左大腿中段肿胀、畸形，可触及骨擦感，左大腿中段压痛（+），左膝关节屈曲活动受限，左足肿胀，局部压痛（+），左足背动脉搏动可触及，左足活动受限，末梢血运、感觉、活动正常。

[治疗] 入院完善相关检查后，于腰麻下行左股骨干骨折闭合复位髓针内固定术，术后复查X线（图28-2），治愈后出院。

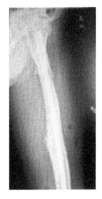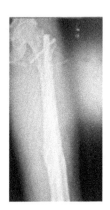

图28-2 术后X线

病例分析

股骨干骨折是发生于股骨小转子远侧5 cm以及远至距股骨内收肌结节5 cm以内的骨干骨折。股骨干骨折占成年人股骨骨折的36.27%，主要见于21～30岁年轻男性和31～40岁女性。中段骨折最常见，开放性骨折少见，双侧股骨干骨折往往合并其他系统的损伤，病死率高达1.5%～5.6%。少数股骨干骨折会伴有内侧血管的损伤。

1. 应用解剖。

（1）股骨干的血供主要来自股深动脉。1～2支滋养动脉由骨干的近端和后侧的股骨粗线进入髓腔，供应骨内膜，因此在骨折复位和固定过程中不要过度剥离后侧附着软组织，钢板置于股骨侧方，若置于股骨前方，螺钉有可能损伤血管。骨膜血管沿股骨粗线进入骨干，为外1/3皮质供血，髓腔内的股内膜血管提供内2/3皮质的血供。髓内钉内固定扩髓时，不可避免地要损伤部分髓内血供。

（2）股骨干附着大量肌肉，主要肌肉功能：①臀中肌、臀小肌附着于大转子，作用为外展、屈曲、外旋髋关节；②髂腰肌附着于小转子，作用为屈髋、微外旋；③股四头肌包括股直肌、股内侧肌、股外侧肌、股中间肌，除股直肌起自髂前下棘和髋臼上部跨越髋关节、膝关节外，其余起自股骨仅跨越膝关节，主要作用是伸膝；④内收肌群附着于股骨粗线及其内侧唇，主要作用是髋关节内收，同时有轴向的牵引分量；⑤后侧肌群包括股二头肌、半膜肌、半腱肌，主要作用是伸髋、屈膝。各肌肉群的功能不同，导致了不同的骨折平面，骨折端的移位方向不相同，骨折成角的方向还与暴力方向等因素相关。

（3）股骨干近端骨折时，近端骨折块受臀中肌、臀小肌及髂腰肌的牵拉，呈屈曲、外展、外旋移位，远端骨折块则受内收肌的牵拉上移，出现短缩畸形；股骨干中段骨折时，近端骨折块受髂腰肌和部分内收肌的牵拉出现屈曲，远端骨折块受部分内收肌、腓肠肌的牵拉出现短缩、内收、后倒；股骨干远端骨折时，近端骨块受内收肌的牵拉出现内收，远端骨块则受腓肠肌的牵拉出现向后倾倒。

（4）股骨干存在着 12°～15° 的前弓，在内固定时应维持前弓角度。髓内钉设计有适合前弓角度的弯曲。行钢板螺钉内固定时，必须维持此角度、严格避免向后成角畸形。股骨髓腔的峡部：股骨髓腔起自小转子底部，止于股骨下端关节面上方一手掌处；髓腔自股骨大转子至股骨外上髁连线近端 1/4 处开始狭窄，直至该线中点远端 1 cm，此线中点近侧 2～3 cm 处是髓腔最狭窄的部位；峡部的直径影响插入股骨干的髓内钉尺寸。股骨粗线（股骨嵴）是确定股骨复位的重要解剖标志；在股骨粗线位置，营养血管进入股骨，因此要避免使用大型的 Hohman、Bennett 拉钩，避免过多剥离此处的骨膜，保护股骨干的血供。

股骨干的力学特点是股骨干内侧骨皮质承受到压应力，而外侧骨皮质承受牵张应力；受力模式决定了股骨钢板应安放在张力侧，并且需要压力侧骨皮质完整，否则容易形成吊臂样不稳定，导致骨不连及钢板断裂。

2. 股骨干骨折的评估。

（1）临床评估与外科创伤控制。询问病史，判断受伤机制；典型表现：疼痛、畸形、肿胀、活动受限、患肢短缩等；对于高暴力造成的骨折，需重点排除脊柱、骨盆、股骨颈、股骨转子部、盆腹腔实质或空腔脏器、血管神经等合并伤；股骨干骨折平均失血量可 >1200 mL，监测患者的生命体征，评估血流动力学的稳定性。

严重创伤患者的急救分期：急性期（接诊后 1 ～ 3 小时），此期间临床核心内容是复苏和评估患者全身情况，包括呼吸支持、抗休克、必要的胸腔穿刺、止血等；需要急诊处理的骨科情况包括骨筋膜室综合征、血管损伤、无法复位的髋关节脱位和开放性骨折；初始期（伤后 3 ～ 48 小时），肢体创伤的手术多在这一时期内完成，包括合并血管损伤的骨折和骨筋膜室综合征切开减压；第二期（伤后 2 ～ 10 日），在该时期，患者一般状况有所好转，但手术治疗仍应限于必须进行的清创术等，应避免长时间的手术；第三期（伤后数周至数月），终极固定和重建手术在患者情况稳定后进行，该时期还包括术后康复治疗。

患者整体评估与分组：整体评估包括患者循环、凝血、体温、全身各部位的脏器受损情况，将病情分为稳定、边缘状态、不稳定、濒死四个等级。

（2）影像学评估。车祸造成的股骨干骨折，由于常合并髌骨、股骨近端、髋臼等部位骨折，所以常规行包含膝关节和髋关节的股骨全长 X 线检查；如无法拍摄全长 X 线片，则应分别对髋关节、股骨干及膝关节进行正、侧位 X 线检查。必要时可以进行股骨 CT 扫描，详细了解骨块情况。怀疑血管损伤者可以行血管造影或增强 CT 血管重建检查以明确诊断。

病例点评

1.本例患者为男性，有明确外伤史，诊断为股骨干骨折，目前治疗的"金标准"是闭合复位髓针内固定术，通过髓腔固定，缩短了力臂，能有力地对抗短缩及旋转，确保术后早期的功能锻炼，减少卧床并发症。

2.患者仰卧于骨科牵引床上，躯干向健侧倾斜 25°，这点对于肥胖患者非常重要。为了更佳地显露大转子，可以将患侧一边的臀部垫高约 30°，以便导针的插入及扩髓。患侧肢体根据情况可以行股骨远端牵引。患肢尽量内收以使大转子突出。仰卧位便于复位对线，适用于股骨中下段骨折。侧卧位：健侧在下，患侧在上，患侧髋关节屈曲 20° ~ 30°，轻度内收伸直位牵引，如果估计手术时间较长，为了保护坐骨神经，应行股骨远端牵引，膝关节保持屈曲位。为防止骨折端对线不良，骨折复位后，应将患肢固定在 20° ~ 30° 内旋位。侧卧位便于股骨近端骨折复位，但骨折对线不容易控制，骨折端易出现成角畸形。因此，多发创伤患者或条件不好时不提倡使用。

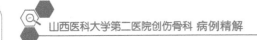

3.于股骨大转子上方做长约3 cm的纵切口，显露梨状肌窝及股骨大转子，在梨状肌窝明确进钉口，打入髓内钉导针、扩髓、打入髓内钉，并用锁钉瞄准器将锁钉锁住。

4.选择正确的进钉点非常重要。若进钉点太靠外侧，将造成钉的插入困难，并可能导致股骨近端内侧皮质粉碎骨折；如果进钉点太靠内，可造成骨折近端的外侧皮质骨折。

5.髓内钉插入过程中应注意：①髓内钉不能旋转，以免锁钉放置困难。②髓内钉插入遇到困难时，要仔细分析原因，不要粗暴用力，以免造成骨质劈裂。有时导针未在髓腔中心，钉顶端可能顶在一侧皮质骨上或髓腔过细，阻止了钉的打入。此时，应将钉取出，重新扩髓或更换小一号的髓内钉。③髓内钉打入过程中，固定螺栓由于振动而松动，直接影响远近端瞄准器的准确性，所以在钉打入过程中应随时检查其松紧度。

6.股骨干骨折多为高能量损伤，多由强大的直接暴力所致。由于股骨是人体主要的负重骨，因此，对于股骨干骨折患者应当进行有效的复位、固定、减少并发症治疗，达到及早进行功能锻炼的目的。目前，股骨干骨折的治疗方式种类繁多，牵引治疗则常难以达到令人满意的复位效果，钢板的固定则创伤较大，对骨折血供易造成破坏，且不利于术后愈合。近年来，采用髓内钉治疗成人长骨干骨折已成首选，与传统的治疗方式相比较，其具有手术切口小、损伤出血少，对骨膜的影响较小等特点，同时，以髓内钉为基础的中心型固定技术有助于力线的恢复和维持，在应力对抗方面明显优于钢板，并具有抗旋转及短缩的功能，又可早期进行功能锻炼，关节功能恢复快，骨折愈合率高。

参考文献

1. COPELAND C E, MITCHELL K A, BRUMBACK R J, et al. Mortality in patients with bilateral femoral fractures. J Orthop Trauma, 1998, 12（5）: 315-319.

2. NORK S E, AGEL J, RUSSELL G V, et al. Mortality after reamed intramedullary nailing of bilateral femurfractures. Clin Orthop, 2003（415）: 272-278.

3. Tornetta P 3rd, Tiburzi D. Antegrade or retrograde reamed femoral nailing. A prospective, randomised trial. J Bone Joint Surg Br, 2000, 82（5）: 652-654.

4. BHANDARI M, GUYATT G H, TONG D, et al. Reamed versus nonreamed intramedullary nailing of lower extremity long bone fractures: a systematic overview and meta-analysis. J Orthop Traunma, 2000, 14（1）: 2-9.

5. 高洪, 罗从风, 施慧鹏, 等. 同侧股骨颈、股骨干骨折的手术治疗. 中华创伤骨科杂志, 2004, 6（5）: 513-516.

6. 唐佩福, 王岩. 骨折手术学. 北京: 人民军医出版社, 2013.

029　股骨干骨折失败翻修 1 例

病历摘要

患者，女性，23 岁。2011 年自诉因车祸致右髋疼痛，遂就诊于当地医院，行 X 线检查示股骨干骨折（图 29-1），行切开复位内固定术，术后一年半复查 X 线示骨愈合（图 29-2）。2019 年于当地医院行内固定取

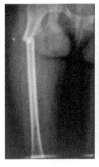
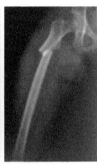

图 29-1　受伤时

出，取出后患者自诉无搬运重物，再次出现右下肢疼痛，行 X 线检查示右股骨干再骨折（图 29-3），为求进一步诊治入住我院。患者发病以来精神好、食欲好、大小便正常。

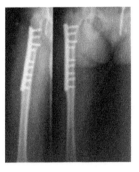
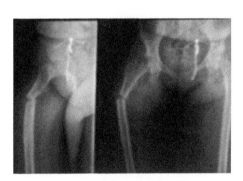

图 29-2　内固定取出前　　　　图 29-3　内固定取出后再骨折

[查体]　患者右下肢畸形，扶持双拐来诊，局部可闻及骨擦音、触及骨擦感。双下肢足背动脉搏动可触及，右大腿肿胀，可见一长约 20 cm 刀口，伤口已经愈合。

[诊断]　右股骨干骨折术后再骨折。

[治疗]　患者入院后完善相关检查，行感染指标检查未见异常，心电图、胸部 X 线、常规实验室检查未见异常。因为患者再次来诊已超过 18 岁，骨骺基本已经闭合，且患者较胖，因此给予闭合复位髓针内固定。影像学资料见图 29-4 ～图 29-6。

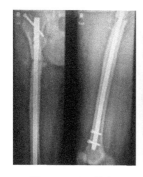
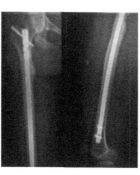
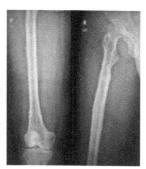

图 29-4　再骨折　　　　图 29-5　髓针内　　　　图 29-6　内固定
后髓针内固定　　　　　固定术后骨愈合　　　　完整取出

病例分析

该病例为年轻患者，当时诊断为股骨干骨折，使用了钢板螺钉内固定，术后内固定取出后再次出现骨折。二次手术后定期复查，5 年后骨折愈合良好。

儿童股骨干骨折的治疗取决于患儿的年龄和体重。此外还需考虑损伤机制、伴发损伤、软组织条件及经济状况。1 ～ 8 月龄新生儿因有肥厚的骨膜，股骨干骨折通常稳定。对稳定的近 1/3 或中 1/3 骨折可采用 Pavlik 挽具治疗，疗效满意，平均 5 周即可愈合。对不稳定骨折短缩超过 2 cm 或成角超过 30° 者，可应用改良 Bryant 牵引治疗。8 月龄～ 5 岁的初始短缩<

2 cm 的稳定或不稳定的股骨干骨折，首选即刻或早期石膏裤固定治疗。初始短缩＞2 cm 或成角畸形超过30°的骨折，可先行皮牵引或骨牵引7～14天，待有骨面生长后给予石膏裤固定。多发伤患儿需对骨折行坚强固定，一般采用外固定支架或钢板内固定。体形较大的患儿且骨折稳定者，亦可用 Ender 钉固定。5～10岁患儿先行90°/90°骨牵引，然后给予石膏裤外固定。外固定支架适用于开放性骨折或多发骨折，普通髓内钉仅用于易发生骨折的代谢性疾病如成骨不全症或多发性骨折。近年来在 C 形臂 X 线机监视下闭合复位弹性髓内钉固定已成为国外治疗5岁以上小儿股骨干骨折的首选治疗方法。弹性髓内钉可应用顺行或逆行穿入方法。国外有报道在儿童应用带锁髓内钉治疗，入口应位于大转子尖而非梨状肌窝，以避免发生股骨头缺血性坏死。4～11岁骨骼成熟骨折稳定者，可行弹性髓内钉固定，此年龄的不稳定骨折亦可行坚强交锁髓内钉。患者初次骨折理论上应用弹性髓针是最佳选择方案，由于当时受伤故而采取了钢板螺钉内固定。

病例点评

患者初次受伤为15岁，诊断为股骨干骨折，建议采取髓内固定，因其效果要比髓外固定好。患儿尤其是儿童应该坚持稀疏内固定、坚强外固定的原则。从受伤到骨折愈合，最终行内固定取出历经8年。患者取出内固定后再次骨折，年龄已经增长，骨质接近正常，骨骺基本闭合。此例患者周期长，因此需深刻理解儿童不是成人的缩小版。

参考文献

1. SWIONTKOWSKI M F. Ipsilateral femoral shaft and hip fractures. Orthop Clin North Am, 1987, 18（1）: 73-84.

2. GUSTILO R B, MENDOGA R M, WILLIMS D N. Problems in the management of type Ⅲ（severe）open fractures: a new classification of type Ⅲ open fractures. J Trauma, 1984, 24（8）: 742-746.

3. GRUNDRES O, UTVAG S E, REIKERAS O. Restoration of bone flow following fracture and reaming in rat femora. Acta Orthop Scand, 1994, 65（2）: 185-190.

4. DABEZIES E J, AMBROSIA R, SHOJI H, et al. Fractures of femoral shaft treated by external fixaton with the Wagner device. J Bone Joint Surg Am, 1984, 66（3）: 360-364.

5. FAKHRY S M, RUTLEDGE R, DAHNERS L E, et al. Incidence, management, and outcome of femoral shaft fracture: a statewide population-based analysis of 2805 adult patients in a rural state. J Trauma, 1994, 37（2）: 255-261.

第四章
膝关节周围骨折

030 Hoffa 骨折治疗 1 例

病历摘要

患者，男性，47 岁。车祸致右膝关节疼痛、肿胀、活动受限 2 天就诊。患者 2019 年 6 月 14 日上午 11 时左右骑自行车时不慎与轿车相撞，即感右膝关节疼痛、肿胀伴右下肢活动受限，受伤时无头晕、恶心、呕吐及意识不清等症状，后立即就诊于当地医院，行 X 线检查示右股骨远端骨折（图 30-1），建议于上级医院行手术治疗，遂于 6 月 16 日以股骨远端骨折入住我科。

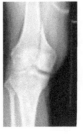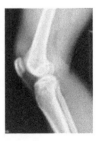

图 30-1 术前右膝关节正位、侧位 X 线

笔记

[查体] 右大腿远端及膝关节可见肿胀，局部压痛、纵向叩击痛（＋），浮髌试验（－），右膝关节活动受限，右踝关节活动未见明显异常，右足背动脉搏动可扪及。右下肢远端感觉、血运及活动可。影像学检查如图 30-2 ～图 30-5。

[诊断] 右膝 Hoffa 骨折。

[治疗] 完善术前检查后，行切开解剖复位、坚强内固定手术。先经外侧小切口暴露关节面的髁部入路，用骨刀撬拨复位后行空心钉内固定，固定后感觉强度差一些，加用一个小的重建板增加强度；再做内侧，复位钳临时固定，枚空心钉固定髁间，T 型钢板固定骨折断端。术中保护骨折块周围的软组织，以减少骨块缺血坏死的风险。

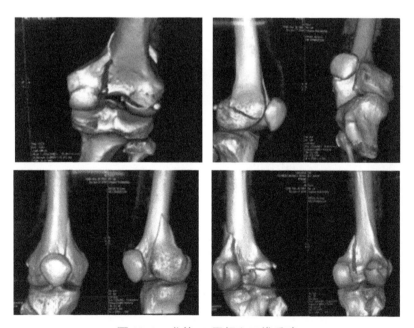

图 30-2　术前 CT 平扫和三维重建

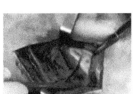
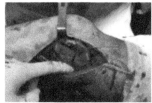
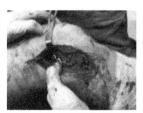

A：股骨远端外侧　　　B：复位后2枚空心钉　　　C：安置外侧钢板
切口暴露　　　　　　　固定

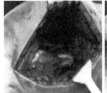
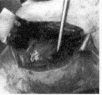
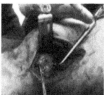
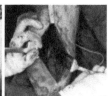

D：股骨远端　　E：复位钳临　　F：2枚空心钉　　G：安置内
内侧切口暴露　　时固定　　　　固定　　　　　　侧钢板

图 30-3　术中情况

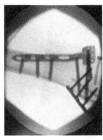
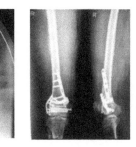

A：正位　　　　B：侧位
图 30-4　术中 C 臂透视　　　　　　图 30-5　术后复查

📋 病例分析

单髁骨折，即 B 型骨折，分为 B1、B2 和 B3 型骨折，应根据具体类型制订治疗策略。

B1、B2 型骨折：均采用手术治疗，取膝外侧切口或前内侧切口；前内侧切口经过髌内侧膝关节囊向下超过关节线，向上经股内侧肌外缘，以显露髁骨折线及髁间凹。外侧切口经髂胫束，远侧超过关节线。除显露髁前面骨折线与髁间凹外，在侧方位应显露出髁的后面，清除关节内积血、碎骨片后，在骨折的髁上，钻入 1 枚斯氏针作为杠杆，以把持骨折块使其复位，观察髁前面及髁间凹使其获得解剖复位。使用 2 枚克氏针将骨折髁与未骨折的髁暂时固定。

年轻患者骨松质致密，使用 2 枚 6.5 mm 骨松质螺钉（32 mm 长的螺纹）和垫圈可获得牢固固定。但对于骨质疏松的老年患者，必须使用额外固定，建议使用远端带骨松质螺钉孔的支持钢板固定。同样，如骨折线延伸到近端干骺端区域，为抵消剪切应力和近端骨折移位的趋势，可使用防滑或支持钢板。推荐使用良好塑形的 T 形支持钢板，骨折远端使用 6.5 mm 骨松质螺钉、近端使用 4.5 mm 骨皮质螺钉、拉力螺钉用来加强固定。

B3 型骨折：采用手术治疗，可经内侧或外侧小切口暴露关节面的髁部；关节面解剖复位，复位后用克氏针暂时固定，最终固定使用在前后方向上垂直于骨折线平面植入的拉力螺钉。螺钉必须尽量偏内或偏外，以避免损伤关节软骨。螺钉大小由骨折块的大小决定。如果由于部分骨折形态的原因必须经关节软骨置入螺钉，则螺钉必须是埋头的。有时钉可以从后方置入，直接穿过骨折线。

此患者通过病史采集和详细的临床查体可以初步确定骨折的稳定性可且软组织损伤的程度较轻。初级评估呼吸、循环等生命指征平稳，无腹胀、压痛、便血、尿血等症状。专科查体时右大腿远端及膝关节可见肿胀，局部压痛、纵向叩击痛阳性，浮髌试验阴性，右膝关节活动受限，右踝关节活动未见明显异常，右足背动脉搏动可扪及。右下肢远端感觉血运及活动

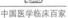

可。影像学检查、X 线检查及 CT 检查示股骨远端骨折。根据病史和影像学资料，该患者诊断为右股骨远端骨折。

📋 病例点评

1. 单髁骨折对临床医师的要求更多的是手术经验和获得解剖复位的能力。单髁骨折的复位质量是决定患者远期疗效好坏的唯一的重要因素。

2. 对于 Hoffa 骨折，需要切开解剖复位、坚强内固定，可经内侧或外侧小切口暴露关节面的髁部入路；术中保护骨折块周围的软组织，以减少骨块缺血坏死的风险，术后早期进行关节活动，促进关节软骨的愈合，防止骨关节炎的发生。

3. 此病例先做外侧，用骨刀撬拨复位后行空心钉内固定，固定后感觉强度差一些，加用 1 个小的重建板增加强度；再做内侧，复位钳临时固定，3 枚空心钉固定髁间，T 型钢板固定骨折断端。

4. 骨折固定牢固者，可早期行被动功能活动；若不稳定以石膏托固定膝关节于伸直位 2 周，拆线后，进行膝关节伸屈活动练习，直至骨折愈合前，患肢不能负重。

5. 本病例入院时 X 线考虑 Hoffa 骨折，进一步行 CT 三维重建可见骨折为非典型 Hoffa 骨折。术前计划一定要全面，把能想到的及可能出现的问题都准备好，以免术中措手不及。以此病例为例，术前准备了 4.5 mm、7.3 mm 的空心钉，锚钉，重建板，T 型、L 型、高尔夫板，术中选取最适宜的钢板固定。每 1 个创伤病例都是新的，没有绝对的套路，只有原则！经验很重要，但术中处理突发情况的能力更重要。

笔记

参考文献

1. 连霄，曾云记.经后外侧入路采用meta钢板联合空心钉内固定治疗Letenneur Ⅲ型外侧Hoffa骨折.中国骨伤，2018，31（3）：267-271.

2. 何健飞，姜世平，王建云，等.Hoffa骨折手术治疗策略.海南医学，2012，23（17）：54-56.

3. 李震，陈贞月，王小谭，等.两种技术治疗Letenneur Ⅱ-Ⅲ型Hoffa骨折疗效对比.中国矫形外科杂志，2019（14）：1264-1268.

4. 刘永佳.不同内固定方式治疗Letenneur Ⅱ型外侧Hoffa骨折的临床研究.保定：河北大学，2017.

5. 许洪伟，康信勇，聂鹏飞，等.切开复位支撑钢板联合空心和/或普通加压螺钉内固定术治疗Hoffa骨折疗效观察.现代实用医学，2017，29（3）：368-369.

6. 刘永佳，孙玉鸣，焦建宝，等.Hoffa骨折的治疗进展.现代中西医结合杂志，2017，26（7）：796-798.

7. 王华，薛建武，顾常文，等.手术治疗Hoffa骨折的疗效观察.实用骨科杂志，2016，22（11）：1037-1040.

8. 张奕，李建伟，陈令斌，等."T"型锁定板联合骨螺钉在外侧Hoffa骨折中的临床应用.实用骨科杂志，2017，23（2）：173-176.

031 切开复位内固定治疗胫骨平台骨折 1 例

病历摘要

患者，男性，36 岁。主因车祸致左小腿疼痛出血、肿胀伴活动受限 2 日来我院就诊。

[查体] 左小腿腘窝处可见长约 7 cm 左右的斜行已缝合伤口，左小腿前内侧麻木、肿胀明显，局部可见淤青，压痛（+）、叩击痛（+），左下肢肌力 I 级。左足背动脉搏动可扪及，左下肢远端活动及血运可。余肢未见明显异常。

[辅助检查] 术前 X 线及 CT 检查示左胫骨近端骨折移位（图 31-1，图 31-2）。

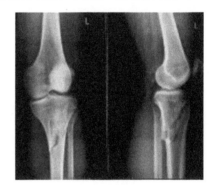

图 31-1 术前 X 线

[诊断] 左胫骨近端骨折移位。

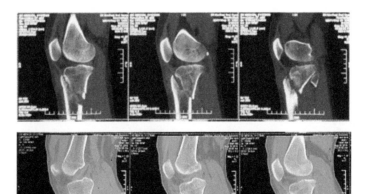

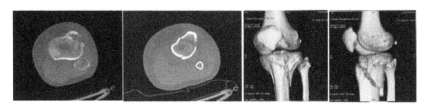

图 31-2　术前 CT

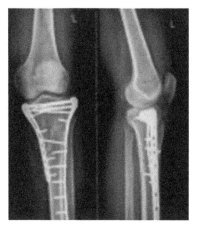

图 31-3　术后 X 线

[治疗]　入院行左跟骨结节牵引术，重量 8 kg。入院后 13 天在腰麻下行左胫骨平台骨折切开复位双钢板内固定术。复查 X 线显示恢复良好（图 31-3），术后 5 天患者出院。

病例分析

1.胫骨平台骨折的分型。胫骨平台骨折占所有骨折的 1%（占老年人骨折的 8%），其中外侧平台骨折占 55% ～ 70%，内侧平台骨折占 10% ～ 23%，双侧平台骨折占 10% ～ 30%。其损伤机制为：①内外翻合并轴向暴力；②骨折部位与膝关节伸屈程度相关；③青壮年劈裂骨折；④老年塌陷骨折；⑤单纯劈裂；塌陷骨折为低能量损伤。

（1）Tscherne 分类——闭合性骨折合并软组织损伤的分类。0 级：间接性创伤，伴有最低程度的软组织损伤。1 级：组织内部 / 浅表部位擦伤或搓伤引起的软组织损伤。2 级：直接性创伤，伴有更大范围的软组织损伤。3 级：严重脱套伤，伴有皮肤肌肉或软组织的毁损。

（2）Gustilo-Anderson 分类（1976 年）——开放性骨折

的 Gustilo 分型。Ⅰ型：伤口长度＜1 cm，一般为比较干净的穿刺伤，骨尖自皮肤内穿出，软组织损伤轻微，无碾挫伤，骨折较简单，为横断或短斜形，无粉碎。Ⅱ型：伤口超过 1 cm，软组织损伤较广泛，但无撕脱伤，亦无形成组织瓣，软组织有轻度或中度碾挫伤，伤口有中度污染，中等程度粉碎性骨折。Ⅲ：软组织损伤广泛，包括肌肉、皮肤及血管、神经，有严重污染。Ⅲ A 型：尽管有广泛的撕脱伤及组织瓣形成，或为高能量损伤，不管伤口大小，骨折处有适当的软组织覆盖。Ⅲ B 型：广泛的软组织损伤和丢失，伴有骨膜剥脱和骨暴露，伴有严重的污染。Ⅲ C 型：伴有需要修复的动脉损伤。本例患者 10 cm ＞伤口＞ 1 cm，属于Ⅱ型。

（3）胫骨平台骨折常用分型有 Schatzker 分型、AO/OTA 分型、三柱分型。最常用的 Schatzker 分型如下：①单纯外侧劈裂；②外侧平台劈裂合并压缩；③单纯外侧平台中央压缩；④内侧平台骨折；⑤双髁骨折；⑥伴有干骺端与骨干分离。

2. 胫骨平台骨折治疗原则。恢复正常的下肢力线；恢复关节面平整；保留关节的稳定性；尽早恢复关节的屈伸活动。

（1）非手术治疗适应证：不完全骨折，无骨折移位，移位＜3 mm，麻醉风险高，预后要求低，伴有内科疾病的老年患者。

（2）手术治疗适应证：开放性骨折合并血管、神经损伤，出现骨筋膜间隙综合征，关节塌陷和分离＞3 mm，干骺端明显移位或成角＞5°。

3. 手术时机。

（1）闭合性骨折宜在肿胀和水疱明显消退后进行手术。

（2）广泛的软组织损伤可使用跨关节外固定架，待软组织条件稳定后二期行 ORIF。外固定架使用指征：①开放性骨折伴有严重的软组织损伤；②伴有腘动脉损伤、筋膜间隙综合征；③关节面和干骺端粉碎性骨折难以采用内固定治疗；④骨折移位明显和肢体短缩畸形；⑤采用常规内固定难以稳定的骨折。

（3）骨折、脱位对皮肤产生压迫时应急诊复位，最大限度地降低软组织张力，择期行确定性治疗。

（4）开放性骨折合并血管神经损伤，存在筋膜间隙综合征时应行急诊手术治疗。

手术入路依据骨折类型、软组织条件、合并伤等情况选择，临床多用前外侧入路、后内侧入路、后外侧或后侧入路、联合入路。

病例点评

患者为中年男性，36 岁，外伤史明确。车祸致左胫骨平台开放性骨折 2 天来院，伤口未超过 8 小时，于当地医院行一期清创缝合，根据 Gustilo-Anderson 分类（1976 年）——开放性骨折分类，本例患者 10 cm ＞伤口＞ 1 cm，属于 Ⅱ 型。

随着 CT 平扫及三维重建技术的提高，更加有利于显示细微骨折线（隐匿性骨折），明确骨折分型，按 Schatzker 分型

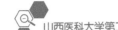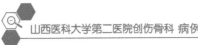

该患者胫骨平台骨折分型属于Ⅵ型，符合行手术治疗的适应证。患者入院后完善各项术前检查，积极行抗感染、消肿治疗，无手术禁忌证。

根据 Schatzker 分型为Ⅵ型，手术方式采用切开复位内固定术，手术入路为左胫骨近端内侧弧形切口和左胫骨近端前外侧弧形切口，两侧各植入锁定钢板。

合并损伤的处理：伴有半月板损伤，一期修复或保守治疗，不推荐切除半月板；韧带止点撕脱骨折，推荐一期行内固定治疗；若合并前交叉韧带断裂，则应视膝关节稳定情况而定，可在二期关节镜下重建；合并副侧韧带损伤影响膝关节稳定者，则推荐一期处理。

高能量损伤 Schatzker Ⅵ型高风险并发症：伤口裂开与感染；畸形愈合（关节内或关节外或二者兼有）；骨不连；关节僵硬；创伤性关节炎。

强调早期功能康复，膝关节的活动是胫骨平台骨折术后的一大关注点，术后尽早开始功能锻炼，鼓励患者进行膝关节活动。术后第 1 天即开始股四头肌等长收缩等功能锻炼，切口愈合后在铰链式支具的保护下行膝关节活动，8～12 周内应避免负重。

参考文献

1. 杨宗酉，程晓东，朱炼，等 . 内侧和外侧锁定钢板固定 Schatzker Ⅵ型胫骨平台骨折的有限元分析 . 中华创伤骨科杂志，2018，20（2）：157-161.

2. 蔡华琦，Aabesh Koiral，张继扬，等 . X 线数字断层融合成像在胫骨平台骨折 Schatzker 分型诊断中的价值 . 中华骨科杂志，2018，38（11）：675-682.

笔记

3. 李毅.双钢板固定植骨术结合经皮复位有限固定术在 Schatzker Ⅴ/Ⅵ型胫骨平台骨折中的应用.中国医药科学，2019，9（10）：233-235.

4. 王爱民.四肢长骨干开放性骨折的经典 Gustilo-Anderson 分类.创伤外科杂志，2014，16（6）：537-537.

5. 蔡桂龙，黄赛红，张宝莹，等.双钢板治疗胫骨平台粉碎性骨折的临床研究.中国实用医药，2019，14（2）：66-67.

6. 郑占乐，常恒瑞，刘欢，等.胫骨平台骨折综合分型初步探讨.河北医科大学学报，2018，39（11）：1354-1355.

7. 田维建，杨丽，李顺祥.胫骨平台骨折术后膝关节功能康复治疗效果分析.保健文汇，2019，（1）：202-202.

032 高能量损伤所致复杂胫骨平台骨折 1 例

病历摘要

患者，女性，33 岁。2019 年 4 月 26 日上午 10 点左右摔伤致右膝部疼痛剧烈、肿胀明显，伴活动受限，当时患者神智清楚，无头晕、头痛、恶心、呕吐、腹痛、腹泻等症状，立即就诊于当地医院，行 X 线及 CT 检查示右胫骨平台骨折（图 32-1～图 32-3），遂就诊于我院急诊，后收入我科拟行手术治疗。患者近来饮食、睡眠可，大小便正常，体重未见明显变化，精神状态正常。

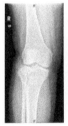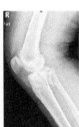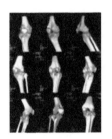

A：正位   B：侧位

图 32-1 右膝关节术前 X 线   图 32-2 膝关节三维重建

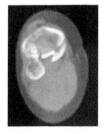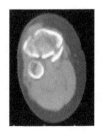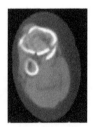

图 32-3 膝关节 CT

[既往史]　体健，否认高血压、糖尿病、冠心病等慢性病史，否认肝炎、结核等传染病史，否认手术、外伤、输血史，否认食物过敏史。

[查体]　脊柱生理弯曲存在，各棘突压痛及椎旁叩击痛（–），右下肢支具固定，拆除支具可见右膝部皮温升高，红肿明显，未见破溃及窦道形成，右膝关节处压痛及叩击痛（＋），右下肢纵向叩击痛（＋），右膝关节活动受限，右下肢末梢血运、感觉及运动可，左下肢未见明显异常，生理反射存在，病理反射未引出。

[诊断]　右胫骨平台骨折。

[治疗]　5月5日行右胫骨平台骨折切开复位内固定术。术后行X线检查（图32-4）。

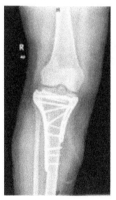
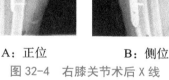

A：正位　　　　　　B：侧位

图32-4　右膝关节术后X线

病例分析

膝关节是下肢三大负重关节之一，胫骨平台骨折影响膝关节的功能和稳定性。胫骨平台骨折占所有骨折的1%、老年人骨折的 8%，其中以外侧平台骨折多见，占 55% ～ 70%，单纯内侧平台骨折占 10% ～ 23%，而双侧平台受累的占 10% ～ 30%。总体来说，胫骨平台骨折可由交通事故、严重撞击伤等高能量损伤所致；而运动伤、摔伤及其他低能量损伤也可造成此类骨折，尤其易发于老年骨质疏松患者。近年来，高能量损伤所致的胫骨平台骨折伴脱位有增加趋势。骨折的合并伤、并发症及预后与骨折类型密切相关。对低能量损伤所致的胫骨平台骨折，特别是老年人，采用保守和手术治疗均取得了满意疗效，但对中等以上能量损伤所致的年轻人骨折，一般不宜采用非手术治疗。

胫骨平台骨折有许多分类方法，但不管何种分类，均应符合简单实用的原则。目前临床上比较合理、应用最广泛的是 Schatzker 分类，其归纳总结了以前的分类方法，分出 6 种骨折类型。

Ⅰ型：外侧平台劈裂骨折，无关节面塌陷。常见于骨松质致密、可以抵抗塌陷的年轻人。

Ⅱ型：外侧平台的劈裂塌陷骨折。常发生在 40 岁左右或年龄更大的年龄组。在这些人群中由于骨质疏松、软骨下骨骨质薄弱，不能像年轻人那样对抗压缩，所以除了劈裂骨折、楔形骨折外，还会发生关节面的塌陷。

Ⅲ型：单纯的外侧平台塌陷。常见于年龄较大、软骨下骨骨质较疏松的患者。

Ⅳ型：内侧平台骨折，可以是劈裂性或劈裂塌陷性。常由中等或高能量创伤所致。

Ⅴ型：双髁骨折，伴不同程度的关节面塌陷和移位。其预后取决于骨折线是否累及关节面，或是骨折线是否起于髁间区域沿关节面至干骺端内侧或外侧。如果未累及关节面，患者的预后也相对较好。

Ⅵ型：双髁骨折合并干骺端骨折。常见于高能量损伤或高处坠落伤。关节面和干骺端粉碎、塌陷和移位，有些干骺端骨折可延伸到胫骨中段。

胫骨平台骨折治疗原则是获得一个稳定的、对线和运动良好及无痛的膝关节，而且最大限度地减少创伤后骨关节炎的发生，但由于外伤所致的韧带损伤比例较高及软骨骨折后存在骨坏死等情况，在一定程度上影响了术后的功能康复，使胫骨平台骨折的治疗仍具有挑战性。理想的膝关节功能取决于关节稳定，对合关系良好，关节面正常，以允许均衡地传导通过膝关节的载荷。关节轴向对线不良或不稳定时，可以加速膝关节退变性过程。进行骨折复位时，首先要恢复膝关节的力线，避免出现膝关节的内外翻畸形；同时尽可能地复位好关节面，尽量达到解剖复位，使关节面平整。

胫骨平台骨折非手术治疗相对适应证包括：①无移位的或不全的平台骨折；②轻度移位的外侧平台稳定骨折（即平台骨折下陷＜2 mm，分离、裂开＜5 mm）；③某些老年骨质疏松患者的不稳定外侧平台骨折；④合并严重的内科疾病患者。

胫骨平台骨折手术时机对胫骨平台骨折预后非常重要。对软组织损伤严重的胫骨平台骨折采用早期手术，术后易出现皮肤坏死、深部感染、骨筋膜室综合征，有文献报道发生率高达73.1%～85%。低能量损伤引起的胫骨平台骨折，软组织条件允许，可考虑早期手术内固定。对于高能量损伤所致的胫

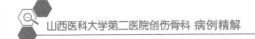

骨平台骨折，软组织损伤严重，建议先行骨牵引，当软组织修复后，手术就可安全进行。

病例点评

　　本例患者为年轻女性，高能量创伤致胫骨平台双髁骨折伴关节面塌陷、移位，属于 Schatzker V 型，内外侧均有移位，考虑有半月板、MCL、LCL 损伤，不伴有严重神经及血管损伤。术前考虑行经典的前外侧及后内侧切口，解剖复位平台骨折、修复可能的半月板及韧带损伤。由于内侧平台骨质较致密，术中先行后内侧切口，复位内侧平台，锁定钢板固定，检查半月板无损伤，后取前外侧切口，发现外侧半月板后角撕裂，修复半月板，复位移位骨折块，锁定钢板排钉固定并植骨，术中侧方应力试验阴性，Lachman 试验阴性，嘱患者早期行功能锻炼。高能量损伤所致的复杂胫骨平台骨折，关节面的解剖复位、坚强内固定、早期功能锻炼是获得满意疗效的必备条件。

参考文献

1. 胥少汀，葛宝丰，徐印坎. 实用骨科学. 4 版. 北京：人民军医出版社，2012.

2. 斯冯纳森. Mercer 骨创伤学. 10 版. 张英泽，译. 北京：人民卫生出版社，2016.

033　分期治疗胫骨平台骨折（Schatzker Ⅵ）1例

病历摘要

患者，男性，52岁。主因车祸致左膝及左小腿疼痛、活动受限12小时入院。就诊于当地医院，行X线检查示胫骨平台骨折（图33-1），建议住院手术，遂就诊于我院急诊科。当时患肢肿胀严重，行外固定架安置后入住我科。患者发病以来，精神好，食欲好，大小便正常。

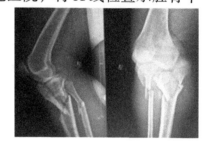

图33-1　术前X线

[查体]　左膝及小腿上段肿胀明显，有大量血性水泡；左膝及小腿上段畸形、压痛，骨擦感及反常活动，足背、胫后动脉搏动良好；末梢感觉及活动无明显异常。生理反射存在，病理反射未引出。

[诊断]　胫骨平台骨折（Schatzker Ⅵ型），左膝前交叉韧带下止点撕脱骨折，左腓骨上段骨折。

[治疗]　急诊行膝关节脱位复位，外固定架安置；软组织创伤控制后再择期行切开复位钢板内固定。影像学资料如图33-1～图33-5。

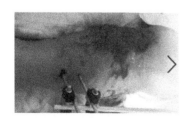

图33-2　术前软组织情况

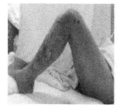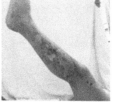

图33-3　术后左腿床头功能

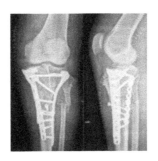
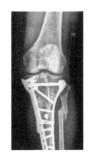

图 33-4　术后 X 线　　　　图 33-5　术后 1 年 X 线
示骨愈合

病例分析

Schatzker 提出的胫骨平台骨折分类是目前临床应用比较广泛的一种分类方法。Schatzker 把这种骨折分为六型。

Ⅰ 型为没有关节面压缩的外侧平台劈裂骨折。此型在年轻人多发，他们有坚强的松质骨足以抵抗压缩力，当骨折移位时，外侧半月板常破裂或与周边分离并可能嵌入骨折断端。

Ⅱ 型为胫骨外侧平台的劈裂、压缩骨折。外翻力与轴向压力联合造成此种损伤，常发生在 40 岁以上的患者。在此年龄段，软骨下骨软弱导致关节面外形的压缩与外髁的劈裂。

Ⅲ 型为单纯外侧平台压缩。

Ⅳ 型为内侧平台骨折。由内翻力和轴向压力联合造成，较外侧平台骨折少见。这种损伤常见于中、高能量创伤，常合并交叉韧带、LCL、腓神经、腘血管的损伤，发生率较高。这种损伤常常很像 Moore 所描述的骨折脱位类型。由于常常并发腘动脉损伤，应严密检查患者，当有指征时应做血管造影以排除内膜损伤或腘动脉栓塞。

Ⅴ 型为双侧平台骨折伴不同程度的关节面压缩和髁的移

位。最常见的类型为内侧胫骨髁骨折伴外侧平台压缩或劈裂骨折。在高能量损伤中，为确定腿血管有无损伤，神经、血管的评价是必要的。

Ⅵ型为双侧平台骨折合并干骺端骨折，常见为高能量或高处跌落伤。X线显示为爆裂性骨折，合并关节面的粉碎。此病例为Ⅵ型平台骨折。

胫骨平台手术治疗的绝对指征包括：①开放性胫骨平台骨折；②胫骨平台骨折合并急性筋膜室综合征；③胫骨平台骨折合并血管损伤。相对手术指征为：①外侧平台骨折造成关节不稳；②多数移位的内侧平台骨折；③大多数双侧移位。此病例有手术指征。

闭合的胫骨平台骨折手术时机主要取决于软组织的情况，其次是能否获得合适的影像学资料、手术人员的经验及是否有合适的内固定器材。如果没有手术禁忌证，应尽早进行手术。不过应认真判别软组织的损伤情况，高能量的胫骨平台骨折，常出现膝前皮肤不同程度地挫伤或继发于骨折出血的肢体肿胀及反应性软组织肿胀。在这种情况下，如果想应用钢板螺钉固定，手术应推迟到肿胀已消退、局部皮肤条件改善后，有些患者手术应延迟数天或数周。肢体应放置在 Bhler-Braun 架上或者应用外固定架子固定以保证肢体长度或行胫骨远端或跟骨牵引，以较好地维持肢体的长度并改善静脉、淋巴的回流。过早地通过损伤的软组织做切口，将增加伤口并发症的危险。此病例先行外固定架安置，选择合理。

病例点评

该患者皮肤软组织条件差，复位固定必须充分考虑软组织情况建立分期治疗概念及损伤控制理念。手术采取内、外侧双切口，内侧切口固定内后方及内侧柱，外侧切口固定外侧柱，如若出现复位困难，考虑碎骨块或者半月板卡顿，此例交叉韧带止点撕脱、骨折争取同时固定，尽早进行功能锻炼。手术首要目标为恢复下肢力线膝关节结构及关节面的平整，同时恢复平台宽度的稳定性；重视骨性稳定（内固定牢固）和膝关节周围韧带的稳定性。

高能损伤的 Schatzker Ⅳ、Ⅴ型和Ⅵ型骨折，腘动脉和胫前、后动脉分叉处是损伤的危险部位。因为在近端，血管被大收肌裂孔包裹固定，远端被比目鱼肌腱弓包裹，骨折后能允许活动的范围很小。骨折片可能直接造成动脉或静脉划伤或挫伤或由牵拉间接地导致内膜的损害。临床必须常规检查足背动脉搏动情况、末梢充盈情况及足的感觉、运动情况，以便早期做出诊断。动脉造影的指征包括：足背动脉搏动消失或减弱，扩展性血肿杂音，进行性肿胀，持续性动脉出血及解剖骨平台骨折，尽管足背动脉搏动是正常的，但可能已发生了损伤，必须仔细判断并决定是否需要做血管造影。如果存在任何血管损伤的疑问，应立即进行彩色多普勒超声或血管造影以判定血管损伤的情况，以免延误诊断，造成迟发的肢体缺血、坏死。

参考文献

1. SCHATZKER J，MCBROOM R，BRUCE D. The tibial plateau fractures. The Toronto experience 1968—1975. Clin Orthop Relat Res，1979，138：94-104.

2. APLEY A G. Fractures of the lateral tibial condyle treated by skeletal traction and early mobilisation：a review of sixty cases with special reference to the long-term results. J Bone Joint Surg Br，1956，38-B（3）：699-708.

3. FAROOQ U，JAVED S，AHMAD I，et al. Functional outcome of complex tibial plateau fractures managed with closed ilizarov. J Pak Med Assoc，2014，64（12 Suppl 2）：S104-S107.

4. BROWN G A，SPRAGUE B L. Cast brace treatment of plateau and bicondylar fractures of the proximal tibia. Clin Orthop Relat Res，1976，119：184-193.

034 切开复位内固定治疗胫骨平台骨折（Ⅴ型）合并髌骨骨折1例

病历摘要

患者，女性，53 岁。主因车祸致右膝关节疼痛、肿胀、活动受限 1 日余入院。患者 2018 年 8 月 4 日骑摩托车不慎与汽车相撞，右膝关节及胸部受伤，致右膝关节疼痛、肿胀、活动受限及胸部疼痛，头部撞伤，伴头痛、头晕症状，无出血，无意识障碍，就诊于当地人民医院。行胸部 X 线及 CT 检查示右胫骨平台骨折、右髌骨骨折（图 34-1），建议转上级医院进一步治疗，遂转至我院。

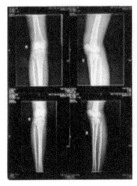
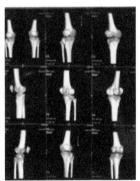

图 34-1　术前检查

[既往史]　支气管炎病史 10 余年，平素口服肺宝片。否认高血压、糖尿病、冠心病史，否认肝炎、结核等传染病史，有输血史，否认食物过敏史。

[查体]　一般情况可，生命体征平稳，脊柱生理弯曲存在，各棘突未触及压痛及叩击痛，右膝部肿胀，局部未见明显

皮下出血点，右膝关节局部压痛及叩击痛（＋），右膝关节活动受限，右下肢末梢血运感觉可，右足背动脉搏动可触及，末梢血运可。

［诊断］　右胫骨平台骨折，右髌骨骨折。

［治疗］　完善相关检查的同时行跟骨结节牵引，待肿胀的皮肤出现皱缩后行切开复位内固定术，用内、外侧钢板固定及髌骨钢丝固定（图34-2），患者手术过程顺利，术后切口愈合好，早期行功能锻炼。

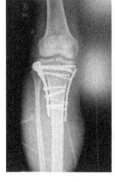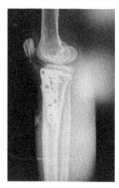

图 34-2　术后 X 线

病例分析

胫骨平台骨折并不罕见，占全身骨折的 1% ～ 2%；其中单独外侧平台骨折占 55% ～ 70%，单独内侧平台骨折占 10% ～ 25%，双侧平台骨折占 10% ～ 30%；开放性骨折占胫骨平台骨折 1% ～ 3%。常合并邻近解剖结构的损伤，如股骨远端骨折、腓骨小头骨折、膝关节韧带损伤和腓总神经损伤等；胫骨近端前内侧软组织覆盖较差，经常出现肿胀、张力性水疱和开放性骨折等。因此，应注意手术时机和手术方式的选择，否则容易导致手术切口并发症。

1. 原因。胫骨平台主要由松质骨构成，骨皮质薄弱，其坚硬程度低于股骨髁。因此，胫骨平台较股骨髁更容易受到损伤，是膝关节内骨折的好发部位。

（1）外侧髁较小，关节面为三角形，中部微凸（冠状面和矢状面），后外侧有腓骨小头支撑。因腓骨小头的支撑作用，外侧平台多发生粉碎性或凹陷型骨折。外侧平台发生劈裂骨折时，应力会作用在腓骨头、颈上。如果应力超过腓骨头、颈的极限支撑强度，即可造成腓骨头、颈骨折。

（2）内侧髁较大，关节面为卵圆形，中部微凹（冠状面和矢状面），MCL 附着于平台内侧髁下方。内侧髁承重占膝关节的 60%，软骨下骨非常厚实。内侧髁和内侧关节面比外侧髁和关节面更坚固，且关节水平位置略低。因此，与内侧髁相比，外侧髁更容易骨折。累及内侧髁的骨折通常为高暴力造成的损伤，多为劈裂骨折，经常合并膝关节骨折脱位。内侧平台关节面较低，微凹陷，因此由胫骨平台外侧置入螺钉时，应注意避免螺钉误入内侧平台关节面。

（3）胫骨髁间嵴为内、外侧髁关节面中间的隆起部分，没有软骨覆盖。髁间嵴前区：内侧半月板的前角附着于髁间嵴的前内侧，其后方有前交叉韧带止点附着，外侧半月板的前角附着于髁间嵴前区的后外侧。髁间嵴后区：呈向后下 10° 斜坡，内侧为内侧半月板的后角附着，其后方为后交叉韧带止点附着，外侧为外侧半月板后角附着。胫骨平台骨折常伴随半月板前、后角损伤或者交叉韧带损伤。

（4）胫骨平台周围的骨性标志有：①胫骨结节，为在胫骨关节面下方 2 cm 左右的一骨性突起，是髌韧带的附着点。胫骨结节损伤后可造成伸膝功能障碍。②鹅足止点，在关节面下方，位于胫骨平台前内侧，是股薄肌、半腱肌和缝匠肌三者肌腱的共同止点。③Gerdy's 结节，它同样位于关节面以下，胫骨平台前外侧，是髂胫束的止点，其后外方深面为腓骨小头及腓骨颈，腓总神经绕过腓骨颈下行，因此手术过程中要避免腓总神经的损伤。

2. 处理。接诊后应仔细询问病史，判断受伤机制和损伤能量，评估是高能量损伤还是低能量损伤。典型症状表现为外伤后膝关节出现疼痛、肿胀、功能受限、无法负重。去除外伤现场的包扎和固定物，评估皮肤完整性，除外开放性损伤。检查软组织损伤程度，包括软组织肿胀和皮肤张力性水疱等。检查下肢皮肤的颜色、温度、动脉搏动等情况，判断是否存在血管损伤。检查患肢的感觉和运动功能，判断是否存在神经损伤。检查患肢的软组织张力，对于疼痛进行性加重，特别是存在肌肉被动牵拉疼痛的患者，应特别注意骨筋膜室综合征的早期诊断。软组织开放性损伤时，应明确是否与关节囊相通，可通过以下方法判断：远离开放创口，取软组织正常部位向关节腔内注入 50～70 mL 生理盐水，如有液体自开放创口外溢，则可明确关节囊开放。麻醉下，检查有无胫、腓侧副韧带和前、后交叉韧带损伤。

3. 手术时机和治疗原则。胫骨平台骨折合并开放损伤、骨筋膜间室综合征、血管损伤等时均需急诊手术。低能量损伤造成的胫骨平台骨折，一般软组织损伤较轻，可选择一期手术。高能量损伤导致的胫骨平台骨折，软组织损伤较重，一期手术会导致软组织的二次损伤，造成感染、切口坏死等更高的软组织并发症，应遵循分期手术的治疗原则。

（1）一期手术多采用间接复位、外固定架固定，目的是恢复患肢长度和冠状面、矢状面上的力学轴线。通过韧带牵拉

173

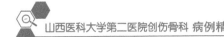
作用大致恢复胫骨平台骨块的位置，减少骨折移位对软组织造成的刺激，使软组织尽快得到恢复。一期手术行环形外固定架临时固定，也可以采用有限切开空心螺钉内固定结合外固定架临时固定。待 7～10 日或更长时间，直到张力性水疱重新上皮化，肿胀的皮肤出现皱缩时，才可以安全进行二期手术。

（2）二期确定性手术要求重建胫骨平台关节面的平整性、宽度和膝关节的稳定性，恢复胫骨的正常生物力线，拆除临时外固定架进行钢板螺钉内固定。对于复位满意、固定可靠者，也可以保留外固定架作为终极固定，直至骨折愈合。文献报道，胫骨平台骨折的远期疗效取决于膝关节重建后的稳定性及冠状面、矢状面力学轴线的恢复；关节面复位遗留超过 4 mm 的台阶，则导致创伤性关节炎的概率明显增加。治疗原则：关节面解剖复位并坚强内固定以重建膝关节的稳定性；恢复下肢的正常力线，早期进行功能锻炼。

病例点评

本例骨折为胫骨平台骨折 V 型合并髌骨骨折，我们的选择是待肿胀的皮肤出现皱缩后行切开复位内固定、内外侧钢板固定、髌骨闭合穿钢丝固定，内固定牢靠，术后切口愈合好，可早期行功能锻炼。

经验与教训：①应避免将钢板直接放置在切口下方。②在深筋膜以下剥离皮肤，避免破坏皮肤血运。③屈曲膝关节能松弛 MCL、LCL，利于手术部位暴露和骨折复位。④透视角度向尾侧倾斜10°，以获得胫骨平台切线位影像，观察关节面的复位情况。⑤植骨材料填充仅起骨传导和支撑作用，可选用多种植骨材料。⑥切开的关节囊应当予以仔细缝合：在切开关节囊时应当预留缝合的空间，部分钢板近端设计了关节囊缝合孔，要善于应用，辅助关闭关节囊。⑦关闭切口时应当尽量给予内置物（尤其是钢板）足够的软组织覆盖。⑧干骺端骨折最好采用间接复位、经皮固定的方法治疗。特别是干骺端粉碎性骨折，有限切开、经皮固定等方法可以充分保护血供，减少软组织并发症。

参考文献

1. 唐佩福，王岩.骨折手术学.北京：人民军医出版社，2013.

2. KOVAL K J. Handbook of Fractures. 3rd ed. Philadelphia：Lippincott Williams & Wilkins，2006：383.

3. HONKONEN S E. Indications for surgical treatment of tibial condyle fractures. Clin Orthop Relat Res，1994（302）：199-205.

4. MORRISON J B. The mechanics of thenknee joint in relation to normal walking. J Biomech，1970，3（1）：51-61.

第五章
胫腓骨骨折

035　髓内针及钢板治疗胫腓骨骨折 1 例

病历摘要

患者，男性，56 岁。因车祸致右小腿疼痛、肿胀伴活动受限 8 小时余，受伤当时出现头痛、头晕，并出现一过性意识不清，无恶心、呕吐、胸憋、气紧等不适。急诊于当地医院，行右胫腓骨正位、侧位 X 线检查示右胫腓骨骨折。给予右小腿外固定、制动等对症处理后建议转院手术治疗，遂于 2017 年 9 月 3 日来我院就诊，并以右胫腓骨骨折收入我科。患者入院以来精神、食欲一般，大小便正常。

[既往史]　高血压病史 10 余年，最高达 150/95 mmHg，

口服尼群地平片（2 片 / 次，1 次 / 日）、曲克芦丁片（1 片 / 次，1 次 / 日），平素血压控制尚可。糖尿病病史 1 年余，口服二甲双胍（1 片 / 次，1 次 / 日）、格列苯脲（1 片 / 次，1 次 / 日），血糖控制尚可。

[查体] 头面部可见大片挫伤，右下肢皮肤完整，无皮下淤斑及张力性水泡，右小腿肿胀明显，局部可见畸形。右小腿中下段压痛（＋），右下肢纵向叩击痛（＋），可及骨擦音及骨擦感，双下肢感觉正常，双侧足背动脉搏动可触及，末梢血运可。

[辅助检查] 右胫腓骨正位、侧位 X 线检查示右胫腓骨粉碎性骨折（图 35-1）。

[诊断] 右胫腓骨粉碎性骨折。

[治疗] 入院后给予右跟骨结节牵引、右小腿硫酸镁 24 小时湿敷后，患肢肿胀明显消退，各化验指标处于正常范围，排除手术禁忌证，可行手术治疗，遂于入院后 8 日在全麻下行右胫腓骨粉碎性骨折切开复位内固定术。术后复查 X 线，切口对合好，无明显红肿渗出、拔除切口引流管后出院（图 35-2）。

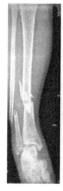 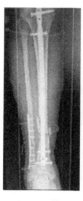 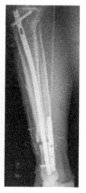

A：正位　　B：侧位
图 35-1　术前 X 线

A：正位　　B：侧位
图 35-2　术后 X 线

笔记

病例分析

胫腓骨是长管状骨中最常发生骨折的部位，约占全身骨折的 8% ～ 10%。交通伤最为常见，而跌倒伤较为少见，最严重的损伤出现在交通伤。由于髓内钉具有微创、固定强度高、术后并发症及再手术率低等优点，目前已成为胫骨干骨折的首选治疗方案。

胫腓骨由于部位的关系，遭受直接暴力打击、压轧的机会较多，又因胫骨前内侧紧贴皮肤，所以开放性骨折较为多见。本病属于严重外伤，特点为创口面积大，骨折粉碎，污染严重，组织遭受挫裂伤等。胫骨骨折愈合缓慢，可以引起永久性后遗症。治疗时需采取合适的治疗方法，具体由胫骨骨折的严重程度而定。

应用解剖：正常胫骨并非完全平直，而是有一向前外侧形成 10° 左右的生理弧度。运动时膝与踝关节在同一平行轴上活动，因此治疗胫腓骨骨折必须注意防止成角和旋转移位，以保持正常的生理弧度和使膝、踝关节轴能够平行一致，以免发生创伤性关节炎。

胫骨干中上段略呈三角形，由前、内、外三嵴将其分成内、外、后三面。内外两面被前嵴分隔。前嵴的上端为胫骨结节，胫骨内侧面仅有皮肤覆盖。胫骨结节及胫骨前嵴均位于皮下，是良好的骨性标志。中、下交界处较细弱，略呈四方形，是骨折的好发部位。

胫骨的营养血管由胫骨干上 1/3 后外侧穿入，在致密骨内行一段距离后进入骨髓腔。胫骨干中、下段骨折时，营养血管

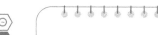

易受伤，导致下骨折段供血不足，发生延期愈合或不愈合。

胫骨上端有股四头肌、半腱肌、半膜肌及股二头肌长头附着。此肌有使近侧骨折端向前向内移位的倾向。小腿肌肉主要附着在胫骨后外侧，中下 1/3 无肌肉附着，仅有肌腱通过，因此小腿中下 1/3 骨折时易向前内侧成角，穿破皮肤形成开放性骨折。

动脉在进入比目鱼肌腱弓后，分胫前、胫后动脉，两动脉都贴近胫骨下行，胫骨上端骨折移位时易损伤血管，引起缺血性挛缩。

腓骨四周均有肌肉保护，虽不负重，但有支持胫骨和增强踝关节稳定性的作用。骨折后移位不大，易于愈合。腓骨头后有腓总神经绕过，如发生骨折要注意神经损伤的可能性。

小腿筋膜间隙：胫腓骨及骨间膜与小腿筋膜之间形成四个筋膜间隙：胫前间隙、外侧间隙、胫后浅间隙与深间隙。骨折后出血、血肿及肌肉挫裂伤后肿胀使间隙内压力增高，受到筋膜限制时又可发生筋膜间隙综合征，造成血循环和神经功能障碍，严重者甚至发生缺血性坏死。在小腿骨折治疗中，尤其闭合性骨折，因筋膜间隙综合征发生率较开放性者高，必须注意防治。

病例点评

1.患者在入院后需积极完善患处影像学检查，才能及时、准确地诊断，为制订下一步治疗方案提供基础。

2.患者患处在受伤后会有一段时间的软组织肿胀期，不适宜手术治疗，先给予一定的处理（如患处硫酸镁湿敷、跟骨结节牵引固定等），待软组织肿胀程度达到手术要求后再行手术治疗。

3. 胫腓骨骨折术中一定要注意保护周围重要神经血管，如腓总神经、胫神经、腘动脉，术后要密切观察患者病情变化，防止骨筋膜室综合征等严重并发症。

4. 患者欲出院时一定要注意：术后化验、复查 X 线有无问题；引流量是否减少、是否可拔除引流管；伤口有无红肿、渗液、分泌物。还需向患者交代日常生活中的注意事项，严格定期复查。

5. 此类患者应定期随访，记录术后功能恢复情况、完全负重时间、骨折愈合时间，为以后的医疗活动积累宝贵的经验。

参考文献

1. COURT-BROWN C M, RIMMER S, PRAKASH U, et al. The epidemiology of open long bone fractures. Injury, 1998, 29（7）：529-534.

2. SEYHAN M, UNAY K, SENER N, et al. Intramedullary nailing versus percutaneous locked plating of distal extra-articular tibial fractures：A retrospective study. Eur J Orthop Surg Traumatol, 2013, 23（5）：595-601.

3. ZELLE B A, BONI G. Safe surgical technique：intramedullary nail fixation of tibial shaft fractures. Patient Saf Surg, 2015, 9（40）：1-17.

4. INAN M, HALICI M, AYAN I, et al. Treatment of type Ⅲ A open fractures of tibial shaft with ilizarov external fixator versus unreamed tibial nailing. Arch Orthop Trauma Surg, 2007, 127（8）：617-623.

5. SCHMIDT A H, FINKEMEIER C G, TORNETTA P, et al. Treatment of closed tibial fractures. Instr Course Lect, 2003, 52（2）：607-622.

6. STINNER D J, MIR H. Techniques for intramedullary nailing of proximal tibia fracture. Orthop Clin North Am, 2014, 45（1）：33-45.

036 胫腓骨骨折合并银屑病治疗1例

病历摘要

患者，男性，38岁。2018年9月20日不慎从2.5 m高处摔下致右踝关节及右小腿着地，即感疼痛、肿胀伴活动受限，受伤时无头晕、恶心、呕吐及意识不清等症状，后立即就诊于当地医院。

[查体] 右踝关节肿胀，皮肤无破损，右下肢未见明显短缩，轻度内翻畸形，踝关节周围压痛明显，纵向叩击痛阳性，末梢血运及感觉正常，足背动脉搏动可触及。双小腿可见皮疹为附有鳞屑、边界清楚的红斑疹。既往银屑病3年余，目前无特殊治疗。

[辅助检查] 行X线检查示右胫腓骨粉碎性骨折，给予支具固定并建议手术治疗，后患者为求手术治疗，于次日就诊于我院，入住我科。双下肢血管彩超示下肢动脉管壁毛糙、内中膜增厚，双侧股浅动脉、双侧腘动脉管壁钙化，双侧小腿肌间静脉内径增宽。

[诊断] 右胫腓骨粉碎骨折，银屑病。

[治疗] 患者入病房后给予左跟骨结节牵引，重量5 kg，抬高患肢制动，鼓励主动活动足趾及踝关节，加强患肢肌肉舒缩锻炼，完善术前心电图、胸部X线、肝肾功能、电解质、出凝血时间等检查，给予消肿、止痛等治疗，排除手术禁忌证，皮肤科会诊治疗银屑病（地塞米松膏、二白外敷膏外用），进行术前讨论决定治疗方案及手术方案后行右胫腓骨骨折切开

复位内固定术。

术后当日给予头孢呋辛钠 1.5 g 静脉滴注 1 次，预防感染，给予药物行消肿、止痛治疗，给予抬高患肢，主动活动脚趾及踝关节；术后前 3 天每天换药 1 次，给予消肿、止痛等治疗；术后第 5 天出院，门诊随诊，继续皮肤科治疗；术后 14 天拆线，每月来门诊复查 1 次，根据恢复情况指导患者进行患肢功能锻炼。相关检查结果见图 36-1 ～图 36-6。

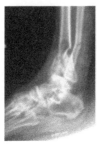
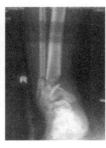
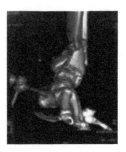

图 36-1　右胫腓骨正侧位 X 线　　图 36-2　右胫腓骨三维重建

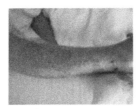
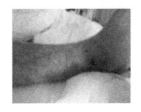

图 36-3　术前皮肤

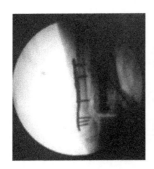
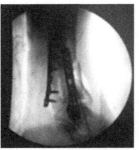
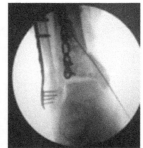

图 36-4　术中情况

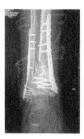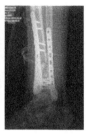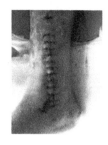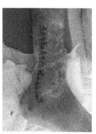

图 36-5　术后 X 线　　　　图 36-6　术后皮肤

病例分析

此患者通过病史采集和详细的临床查体可以初步确定手术治疗方案。手术过程中右足、右小腿驱血后气压止血带充气加压至 35 kPa，于右小腿外侧做一长约 12 cm 的切口，逐层切开皮肤、皮下、肌肉，钝性分离显露骨折断端，良好复位固定断端，予以 8 孔右侧腓骨解剖钢板固定，远近端分别置入螺钉固定牢固，C 臂透视确认骨折断端复位良好、内置物位置良好。距腓骨侧切口＞ 7 cm 处于胫骨下段前内侧做约 20 cm 的切口，逐层切开皮肤、皮下、肌肉，钝性分离显露骨折断端，将骨折块复位满意后修复关节面至平整，予以克氏针临时固定，C 臂透视下确认骨折复位良好，于骨质缺损处植入同种异体骨，予以胫骨前内侧置 11 孔胫骨解剖锁定钢板固定，多枚骨折碎块以螺钉加压固定牢固，再次 C 臂透视确认骨折复位固定良好、关节面平整。内踝处由于骨折块较小及上方内侧钢板的原因，用克氏针将内踝固定；本例患者由于银屑病导致手术难度增大，外侧切口远端弧形是为了避开皮疹处，尽最大可能减少感染的风险。

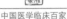

鉴别诊断：①骨样骨瘤：虽有骨皮质增厚及骨膜反应，但有较典型之瘤巢。②局部骨感染以骨膜反应、骨皮质增厚为主，无骨小梁断裂及骨皮质切迹征，而临床上皮肤温度较高。

病例点评

1. 胫腓骨骨折是下肢骨折较常见的类型；腓骨骨折如果断端距离下胫腓平面超过 10 cm 以上则不需要手术，胫骨中段骨折通常有髓内固定和髓外固定两种方法。

2. 本例患者腓骨骨折位置较低，已影响到踝关节的解剖结构，故需手术治疗；而胫骨远端骨折粉碎严重，且骨缺损较大，故不适用髓内固定；采取经典的内外侧切口，使用钢板内固定；但本例患者有其特殊性，银屑病会增加感染的概率，且术中有可能将致病菌带入深部组织，故在操作时需注意。

3. 小腿部肌肉丰富，骨折时常合并软组织挫伤、血管损伤，加上骨折后的内固定，很容易造成骨筋膜室综合征的发生。向患者及家属介绍本病的发生机制、主要临床表现，特别强调其危害性，使其主动配合疾病治疗，有利于疾病转归过程。

4. 提醒患者及家属石膏固定后要经常活动足趾，检查其背伸和跖屈情况，以判断腓总神经是否受压。让患者了解神经受压只需 1 小时即可造成麻痹，但及时解除压迫即可恢复；压迫 6 ～ 12 小时就可造成永久性的神经损害。

参考文献

1. 赵勉，罗磊，李扬，等.3种内固定手术治疗胫骨干骨折的疗效比较.中国骨与关节损伤杂志，2018，33（2）：71-73.

2. 罗志先，肖建春，张毅锋，等.经皮微创钢板接骨术治疗胫骨骨折.中国骨科临床与基础研究杂志，2016，8（6）：359-361.

3. 郑锋，余正希，陈宣煌，等.基于数字化设计和3D打印胫骨近端骨折内固定的关键技术.中国组织工程研究，2016，20（26）：3837-3842.

4. 李纯璞，郭冬梅，孙磊，等.延期切开复位内固定术治疗高能量Pilon骨折的临床分析.中国矫形外科杂志，2011，19（16）：1336-1338.

5. Lai T C，Fleming J J. Minimally invasive plate osteosynthesis for distal tibia fractures. Clinics in Podiatric Medicine and Surgery，2018，35（2）：223-232.

037　Mipo 技术治疗胫骨粉碎性骨折 1 例

病历摘要

　　患者，男性，47 岁。因车祸致右小腿疼痛伴活动受限 1 天来我院就诊。伤后自觉右小腿疼痛不能站立，随后被送入医院，在急诊给予对症治疗后收住我科。伤后患者无恶心、呕吐，无意识障碍和大小便失禁。

　　[辅助检查]　患者入院后行 X 线及 CT 检查（图 37-1）。

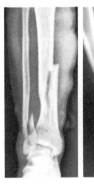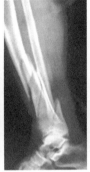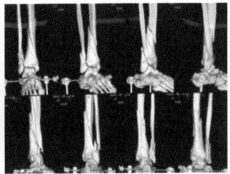

图 37-1　术前 X 线及 CT

　　[诊断]　右胫腓骨中远端粉碎性骨折。

　　[治疗]　伤后 7 天经检查无明显手术禁忌证，肿胀消退后为患者行胫骨闭合复位微创内侧插板闭合复位内固定术（图 37-2），X 线示复位及力线良好（图 37-3）。术后恢复良好，术后 3 天患者痊愈出院。术后 6 个月复查患者恢复良好（图 37-4）。

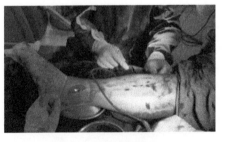

图 37-2　患者手术切口

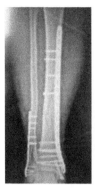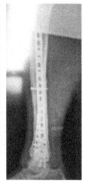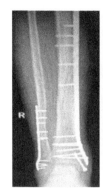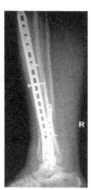

图 37-3　术后 X 线　　　　图 37-4　术后 6 个月 X 线

病例分析

胫骨中远段粉碎性骨折好发于青壮年，多见于车祸或者高处坠落伤的高能量损伤。骨折常呈粉碎性或长螺旋形伴随大的骨折块，皮肤张力大部分比较高，有的伴水疱形成。由于胫骨远端的解剖特性，保护局部软组织血运成为手术治疗的难点和重点，传统的切开手术术后骨折不愈合的风险较高。由于胫骨下段髓腔宽大，普通髓内钉复位和固定存在一定的难度，远端固定受到骨折类型和骨折端与踝关节面距离的限制，存在一定的争议。经皮微创钢板技术，不需大量骨膜剥离，保护了骨的血供，减少了骨折不愈合的可能。治疗上首先行跟骨牵引，纠正短缩和成角畸形，待皮肤软组织条件允许后，行微创内侧解剖板插入治疗，腓骨的解剖复位可为胫骨的复位提供参照，防止胫骨远端的过牵与成角，并减少畸形愈合或踝创伤性关节炎的发生。但相对于髓内钉其稳定性相对较差，不能早期负重。

病例点评

胫骨中远段粉碎性骨折是一种常见的骨折。研究表明，胫骨远端微创钢板技术疗效优于普通锁定髓内钉，其关键的手术技术：①骨折断端不切开，术中牵引后首先尽量解剖复位腓骨或者外踝；②使用克氏针闭合翘拨或者点式复位钳闭合夹持复位；③内踝前方做 2 cm 弧形小切口，插入内侧解剖板；④利用解剖钢板的解剖学形态配合拉力螺钉的使用闭合复位粉碎的胫骨远端；⑤重要的是维持正常的力线，避免成角；⑥避免损伤大隐静脉。

参考文献

1. CHAN D S, NAYAK A N, BLAISDELL G. et al. Effect of distal interlocking screw number and position after intramedullary nailing of distal tibial fractures: a biomechanical study simulating immediate weight-bearing. J Orthop Trauma, 2015, 29（2）：98-104.

2. RAMOS L, BERTRAND M L, BENITEZ-PAREJO N, et al. How many distal bolts should be used in unreamed intramedullary nailing for diaphyseal tibial fractures？ Injury, 2012, 43（suppl 2）：S59-S62.

3. BHAT R, WANI M M, RASHID S, et al. Minimally invasive percutaneous plate osteosynthesis for clsed distal tibial fractures: a consecutive study based on 25 patients. Eur J Orthop Surg Traumatol, 2015, 25（3）：563-568.

038 钢板内固定治疗胫腓骨远端骨折 1 例

病历摘要

患者，女性，39 岁。于 2018 年 2 月 26 日凌晨 2 点不小心从楼梯上摔下，左小腿受伤，致左小腿疼痛、肿胀、不能站立，当时无昏迷，无头痛、头晕、恶心、呕吐等，就诊于太原市某医院，急诊行 X 线检查示左胫腓骨骨折（图 38-1），给予支具固定，建议行手术治疗。患者为求进一步治疗于次日就诊于我院急诊，以左胫腓骨骨折收住入院。

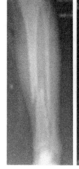
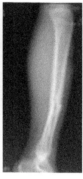

图 38-1 术前 X 线

[既往史] 否认高血压、糖尿病、冠心病病史，否认肝炎、结核等传染病史，有输血史，否认食物过敏史。

[查体] 一般情况可，生命体征平稳，脊柱生理弯曲存在，各棘突未触及压痛及叩击痛，左小腿肿胀明显、畸形、活动受限，左小腿压痛及叩击痛（＋），左足背动脉搏动可触及，末梢血运感觉活动正常。

[治疗] 入院积极完善相关检查，待皮肤条件允许后再行手术。患者于入院第 12 天在腰麻下行胫腓骨骨折切开复位内固定术（胫骨选择内侧钢板），手术过程顺利，术后复查 X 线（图 38-2），伤口换药治疗，愈合好，择日出院。

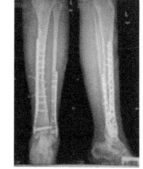

图 38-2 术后 X 线

病例分析

胫骨干骨折是最常见的长骨骨折。正常人群中，年发病率为 26/100 000。男性多于女性，男性高发年龄为 31 ～ 40 岁，女性高发年龄为 41 ～ 50 岁。胫骨干骨折愈合不良和骨不连发生率高。由于胫骨前内侧面位于皮下，缺乏肌肉组织的包裹，故开放性骨折更为多见（占胫骨干骨折的 24%）；胫骨干的血液供应来自于单一的营养血管，一旦胫骨中下 1/3 骨折，仅依靠骨膜血管供血，导致局部血供差。胫骨干骨折可以选择的治疗方法较多，应该结合软组织受损情况，制订个体化治疗方案，必要时可以分期治疗，以获得良好的疗效。

胫骨体大致呈三棱形，前缘上部锐利，下部较为圆钝，在胫骨远端逐渐转化为近似四边形结构。胫骨骨折钢板螺钉内固定，可以将钢板安放在内侧或者外侧面，这两种不同的方式，优缺点如下：①安放于胫骨外侧优点是有足够的胫前肌肉组织覆盖内固定物；缺点是分离前间隔肌肉附着点，破坏了骨膜来源的血供和肌肉对于胫骨的滋养作用。前间室内有腓深神经、胫前动静脉走行，牵拉软组织有可能造成医源性损伤。胫骨外侧面在近端和远端的形状不规则，塑形钢板固定较为困难。②安放于胫骨内侧优点是胫骨内侧无重要的血管、神经结构，手术对血液供应破坏较少，形态较胫骨外侧更平，塑形钢板较简单；缺点是表面软组织覆盖少、易出现软组织并发症。如为开放性骨折，不能经此入路进行内侧钢板固定。胫骨后侧不作为常规安放钢板的位置，仅在骨不连手术时应用。

Gerdy's 结节是胫骨近端外侧可以触到的一个结节，是前间室肌群的起点、髂胫束的止点；胫骨近端骨折解剖钢板固定时，前外侧切口显露时注意保护其附近走行的腓总神经及其分支。

胫骨的髓腔形态与股骨有所不同，胫骨两端膨大，髓腔呈沙漏形，峡部位于中点偏下，该处的直径决定了髓内钉的尺寸。在峡部近端及远端，即使经过扩髓，单靠髓内钉主钉固定，其效果依然较差。

小腿有 4 个毗邻的筋膜间室，其内的肌肉、血管、神经被骨骼、筋膜、骨间膜所包围，扩张空间受到限制。小腿外伤后容易造成间室内压力增高，引起血供障碍，严重者可导致神经和肌肉坏死，甚至急性肾衰竭。

骨筋膜室综合征好发于前间室及后间室，最可靠的征象是患肢张力性水疱，足趾被动牵拉痛。由于各个间室内走行的肌肉、血管和神经不同，各间室压力增高后出现的特殊体征不同。①前骨筋膜间室：被动屈曲踝关节、足趾时疼痛，第一趾蹼区麻木，踝关节、足趾主动背伸无力。②外侧筋膜间室：被动内翻足时疼痛，足背麻木，足外翻无力或力弱。③后浅筋膜间室：被动伸展踝关节时疼痛，足背外侧麻木，足、踝跖屈无力或力弱。④后深筋膜间室：被动伸展踝关节、伸展足趾时疼痛，外翻足时疼痛，足底部麻木，足趾、踝关节跖屈无力、足内翻无力。需要急诊手术切开减压的指征：间室压力＞30 mmHg，间室压力低于舒张压 30 mmHg，足趾被动牵拉痛并进行性加重。筋膜切开减压宁早勿晚、宁可错切也不能延误，否则后果是灾难性的。

胫骨干骨折的评估。①临床评估：了解病史及损伤机制对治疗方案的选择有重要作用。首先进行全身检查，除外有威胁生命的合并损伤和全身多发性骨折，特别需要注意检查临近的膝关节和踝关节是否受累。②评估骨折的情况：胫骨位置表浅，骨折后症状明显，接诊患者后需评估皮肤、软组织的情况，除去所有现场的临时固定物、进行皮肤和软组织损伤状况的评估。评估血管、神经的损伤情况，腓骨小头骨折时，应该除外腓总神经损伤。当胫骨近端骨折移位明显时，要警惕胫神经及动脉分支血管的损伤。

病例点评

本例患者女性，有明确外伤史，诊断为胫腓骨远端骨折，待皮肤条件允许后行胫腓骨骨折切开复位内固定术（胫骨选择内侧钢板），术后定期换药，伤口愈合好。

对胫骨远端的骨折，可以采取经皮微创入路，远端的切口位于内踝、前后缘正中，做 3～4 cm 的纵向切口，近端的切口位置根据钢板的长度决定，一般在距离钢板尾 1 孔距离向远侧切开 3～4 cm 的纵向切口，切口位于胫骨前、后缘正中。

手术时机：本病例受伤后 10 小时入院，于入院后第 12 天手术。除上述急诊手术指征以外，其他手术时机均应综合考虑患者的全身状况及局部的损伤因素。如果患者受伤后就诊及时且有手术指征，此时局部软组织尚未出现明显的肿胀、水疱，手术应尽快进行，因为延期手术，往往会加重软组织损害。如果患者伤后 8～24 小时就诊，此时患肢往往明显肿胀，皮肤可有张力性水疱，排除开放性骨折和骨筋膜间室综合征后，应将手术延期 7 ～ 14 天，待皮肤条件允许后再行手术，如果患者骨折移位压迫皮肤，必须先将骨折复位。

经验与教训：胫骨干骨折，可以将钢板置于内侧、外侧，甚至后方。对于钢板位置的选择，有以下经验供参考：①骨折位置的因素。胫骨干中段骨折，可以将钢板置于胫骨外侧面；胫骨干近段、远段的骨折，可以将钢板置于胫骨外侧面。②软组织的因素。对于胫骨内侧有开放伤口的患者，将钢板置于胫骨外侧、胫前肌肉覆盖内固定物，避免伤口感染、皮肤坏死等造成内固定物外露，对于胫骨前方软组织广泛损伤的患者，也可以转移肌皮瓣覆盖内固定物。

参考文献

1. 唐佩福，王岩.骨折手术学.北京：人民军医出版社，2013.

2. DAGHER F，ROUKOZ S. Compound tibial fractures with bone loss treated by the llizarow technique. J Bone Joint Surg Br，1991，73（2）：316-321.

3. COURT-BROWN C M，MCBIRNIE J. The epidemiology of tibial fractures. J Bone Joint Surg Br，1995，77（3）：417-421.

039 外架技术治疗胫腓骨开放骨折1例

病历摘要

患者，女性，15岁。因右下肢被大货车绞入挤压12小时就诊。

[急诊情况] 失血性休克；右大腿中段以下、足以上皮肤完全剥脱；右小腿肌肉广泛挫伤；右胫前血管挫伤断裂；右胫骨粉碎性骨折；右上、下胫腓联合分离伴骨折。

[治疗] 急诊纠正失血性休克后给予急诊清创、血管神经探查、反取皮植皮、外固定架固定。术后经过观察治疗，患肢反取皮植皮皮肤大部分存活，部分骨外露伴感染，胫腓骨畸形，上、下胫腓分离，骨质疏松。二期给予扩创，切除感染坏死骨段，上下胫腓联合复位，更换外固定架，安置环形外固定架，行骨搬移术。术后定期复诊随访，逐渐调整搬移速度，鼓励患者正常行走，积极进行康复锻炼，逐渐恢复肢体功能以达到良好的愈合。相关影像资料见图39-1～图39-6。

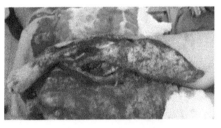

图39-1 急诊外观照

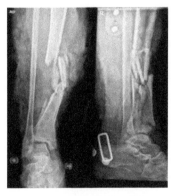

图39-2 急诊X线

笔记

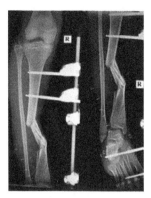 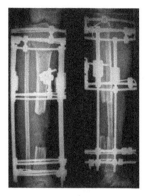

图 39-3　急诊术后 X 线　　　图 39-4　二期术后 X 线

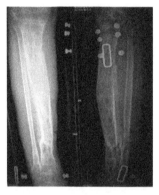 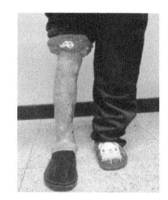

图 39-5　骨愈合后 X 线　　图 39-6　骨愈合拆除外架后外观照

病例分析

随着社会生产和交通运输等行业的发展，高能量损伤越来越常见，开放性骨折也成为临床上越来越常见的疾病。目前常用的开放性骨折分型为 Gustilo 分型。

Ⅰ型：伤口长度＜ 1 cm，一般为比较干净的穿刺伤，骨尖自皮肤内穿出，软组织损伤轻微，无碾挫伤，骨折较简单，为横断或短斜形，无粉碎。

Ⅱ型：伤口超过 1 cm，软组织损伤较广泛，但无撕脱伤，亦无组织瓣形成，软组织有轻度或中度碾挫伤，伤口有中度污染，中等程度粉碎性骨折。

Ⅲ型：软组织损伤广泛，包括肌肉、皮肤及血管、神经，有严重污染。

ⅢA型：有广泛的撕脱伤及组织瓣形成或为高能量损伤，不管伤口大小，骨折处有适当的软组织覆盖。

ⅢB型：广泛的软组织损伤和丢失，伴有骨膜剥脱和骨暴露，伴有严重的污染。

ⅢC型：伴有需要修复的动脉损伤。

开放性骨折处理应：①早期彻底清创；②整复和固定骨折；③消灭创面；④治疗感染。

病例点评

开放性骨折为骨科临床常见急症。急救时应稳定全身情况；尽早清创；牢固固定骨折，尽早获得良好的损伤控制。对于软组织损伤严重的可延迟关闭创面，并多次、彻底清除坏死组织，可有效地降低感染率。对于后期伴有严重骨感染、软组织损伤重及大段骨缺损的患者应用骨搬移技术，该技术可有效地治疗感染性骨缺损和软组织缺损，提高严重开放性骨折的治愈率。

参考文献

1. 余斌．开放性骨折治疗进展．国际骨科学杂志，2013，34（1）：6-10.

2. GUSTITO R B, MENDOZA R M, WILLIAMS D N. Problems in the manage-

ment of type Ⅲ（severe）open fractures：a new classification of type Ⅲ open fractures. J Trauma，1984，24（8）：742-746.

3. TERRY CANALE. Compbell's operatice orthopeadics. 9th ed. Mosby，1998：2022-2033.

4. 毛生容 . 开放性骨折的处理原则 . 中国社区医师（医学专业），2010，12（23）：47-47.

5. 杨新成 . 四肢开放性骨折的处理 . 中国医药指南，2008，6（11）：125-126.

6. FISCHER M D，GUSTILO R B，VARECKA T F. The timing of flap coverage，bone-grafting，and intramedullary nailing in patients who have a fracture of the tibial sharft with extensice soft-tissue injury. J Bone Joint Surg Am，1991，73（9）：1316-1322.

7. HETEL R，LAMBERT S M，MULLER S，et al. On the timing of soft-tissue reconstruction for open fractues of the lower leg. Arch Orthop Trauma Surg，1999，119（1-2）：7-12.

8. 曲龙，施京辉，刘黎亮，等 . 骨搬移法治疗骨感染、骨缺损及软组织缺损 . 中华外科杂志，2004，42（23）：1469-1469.

9. 陈辉，王爱民，沈岳，等 . 外固定支架骨搬移技术对严重下肢感染骨缺损的治疗 . 重庆医学，2008，37（17）：1961-1963.

040 分期治疗开放性胫腓骨骨折 1 例

病历摘要

患者，男性。因干活时不慎被重物砸伤右小腿，当时为开放性骨折伤（图 40-1），就诊于当地医院行清创外固定架安置（图 40-2），右小腿皮肤缺损处行多次取皮植皮术关闭伤口。患者伤口关闭后于当地医院行切开复位钢板螺钉内固定（图 40-3），术后定期复查，术后不到 1 年出现钢板失效（图 40-4），为求进一步诊治入住我院。患者发病以来，精神好，食欲好，大小便正常。

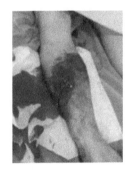

图 40-1 受伤时

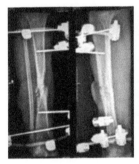

图 40-2 外固定架
临时固定

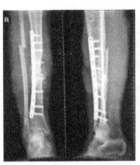

图 40-3 钢板内固定

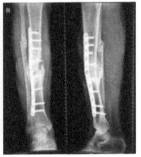

图 40-4 内固定术后
失效

[查体] 右下肢支具固定，右足背动脉搏动可触及，右踝关节僵直，踝关节背伸 10°，跖屈 5°，右小腿外侧、后侧可见皮瓣愈合皮肤，左大腿可见取皮区色素沉着。

[诊断] 右胫骨骨折术后内固定失效，右小腿皮瓣植皮术后。

笔记

[治疗]　患者入院后行常规实验室检查及感染指标检查，未见明显感染。双下肢全长力线片长度差约 2 cm，与患者反复沟通，行内固定取出后取髂骨植骨、胫骨髓针及钢板螺钉再固定术（图 40-5），术后定期复查见伤口愈合良好，踝关节功能有明显改善（图 40-6）。

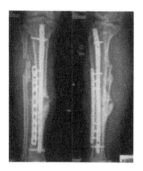

图 40-5　取髂骨植骨、髓针内固定＋钢板内固定

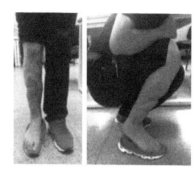

图 40-6　术后复查（3 个月随访伤口情况和功能）

病例分析

开放性骨折（open fracture）是指覆盖骨折部位的皮肤或黏膜破裂使骨折端直接与外界相通，既可以由直接暴力作用于肢体造成皮肤、黏膜、折端移位，也可由异常活动产生自内向外的力量刺破软组织造成，此类骨折患者治疗周期长，治疗过程曲折。由于外力大小及作用方式（或方向）的不同，有时伤口可能与骨折部位相距较远而使开放性骨折的诊断出现困难，因此当骨折的同一肢体出现伤口时尤其要考虑其是否为开放性骨折。

开放性骨折常是高能量损伤，骨骼和软组织的创伤可能都很严重，损伤和缺血的组织常被血肿包绕，易被细菌污染，因此骨和软组织的愈合环境差，对细菌增生的抵抗力减弱。因此对于开放性骨折，控制感染、使伤口及骨折顺利愈合、最大限度地保留关节功能是治疗的关键。软组织损伤及开放的严重程度，可能会导致以下三个问题：①来自外环境的细菌污染损伤部位；②软组织的碾压、剥脱和挫伤使这些组织和骨更敏感，易于受到污染菌的感染；③软组织的破坏或缺失可能影响骨折的固定方法。

以上三种情况中第一点是普遍存在的。另外两点因软组织受损程度不同而有很大的不同：轻微的损伤经过适当的处理可能不引起严重的后果，而一个严重的损伤可能是立即或早期截肢的指征。由于肌肉、肌腱、神经、血管和皮肤等的损害有可能直接导致肢体功能的丧失。开放性骨折的预后主要是由损伤所致的失活软组织的数量（面积和体积）和污染细菌的浓度及种类来决定的。这两个因素的联合作用，对骨折愈合的影响远超过骨折本身的类型。本例患者肢体受伤时为开放性骨折，经过了清创、外固定架安置、皮瓣移位覆盖伤口及切开复位钢板螺钉内固定，术后半年复查患者下地行走自如。

病例点评

开放性骨折治疗的最终目标是尽可能早和全面地恢复患者肢体的功能。为达到这一目标，骨科医师必须努力防治感染、修复软组织、促进骨愈合，避免骨不连，实现早期的关节运动和肌肉康复。所有这些工作中最重要的是避免感染，因为感染是导致骨折畸形愈合、不愈合和功能丧失最常见的因素。

此病例经验总结：此患者的开放性骨折属于ⅢB型，当时为了保肢，外院行外固定架安置及皮瓣转移覆盖伤口。伤口愈合情况下行切开复位钢板螺钉内固定，术后内固定失效断裂。本院再次行手术治疗，行切开髓针内固定（+）附加钢板内固定（+）取髂骨植骨，一次性纠正了力线，同时基本恢复了下肢长度，患者术后行走、负重活动自如。

参考文献

1. COURT-BROWN C M, RIMMER S, PRAKASH U, et al. The epidemiology of open long bone fractures. Injury, 1998, 29（7）: 529-534.

2. GUSTILO R B, MENDOZA R M, WILLIAMS D N. Problems in the management of type Ⅲ（severe）open fractures: a new classification of type Ⅲ open fractures. J Trauma, 1984, 24（8）: 742-746.

3. GUSTILO R B, ANDERSON J T. Prevention of infection in the treatment of one thousand and twenty-five open fractures of long bones: retrospective and prospective analysies. J Bone Joint Surg Am, 1976, 58（4）: 453-458.

4. GUSTILO R B, GRUNINGER R P, DAVIS T. Classification of Type Ⅲ（severe）open fractures relative to treatment and results. Orthopedics, 1987, 10（12）: 1781-1788.

5. KUCUKDURMAZ F, ALIJANIPOUR P. Current concepts in orthopedic management of multiple trauma. Open Orthop J, 2015, 9: 275-282.

6. 刘丹平, 朱通伯, 杜靖远, 等. 开放性骨折创面的细菌学定量分析及其临床意义. 中华骨科杂志, 1998, 18（8）: 480-483.

7. 王亦璁. 骨与关节损伤. 3版. 北京: 人民卫生出版社, 2007: 224-257.

第六章
足部骨折

041　旋前外旋型踝关节骨折治疗 1 例

病历摘要

　　患者，男性，63 岁。因车祸致左踝部疼痛、活动受限 5 小时来我院就诊。伤后自觉右侧下肢疼痛不能站立，随后被人送来我院，在急诊给予对症治疗后收住我科，伤后患者无恶心、呕吐，无意识障碍和大小便失禁。

　　[查体]　患者肢体肿胀明显，左小腿远段有畸形、压痛、骨擦感及反常活动，足背、胫后动脉搏动可触及、末梢感觉及活动无明显异常。

　　[诊断]　左踝关节骨折（图 41-1）。

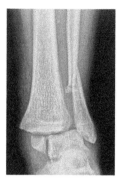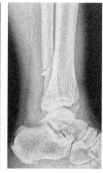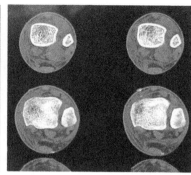

图 41-1 患者入院 X 线及 CT

[治疗] 入院后行跟骨牵引治疗，10 天后行切开复位内固定术（图 41-2）。术后恢复良好，术后 1 周患者痊愈出院。术后 3 个月复查患者恢复良好（图 41-3）。

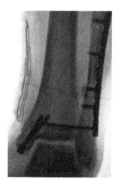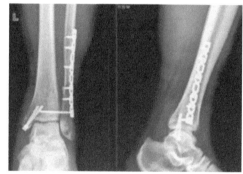

图 41-2 患者术中 X 线

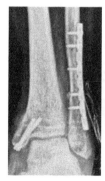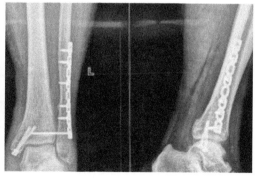

图 41-3 术后 3 个月 X 线

病例分析

　　踝关节由胫腓骨下端与距骨及周围的韧带构成，其骨折、脱位是骨科常见的损伤，单纯的踝关节骨折多由间接暴力引起踝部扭伤后发生。根据暴力方向、大小及受伤时足的位置的不同可引起各种不同类型的骨折。目前临床常用分类方法是 Lange-Hansen 分类法、Davis-Weber 分类法和 AO 分类法。① Lange-Hansen 分类法于 1950 年提出，根据足在受伤时的位置和暴力的方向将骨折分为旋后内收型、旋后外旋型、旋前外展型和旋前外旋型四类，每一类又根据骨折程度及是否伴有韧带软组织损伤而分为不同的亚类。该分类对于踝关节不稳定骨折的闭合复位有指导意义。② Davis-Weber 分类法根据外踝骨折的位置，把踝关节骨折分为 A、B、C 三型，该分类以下胫腓联合为界将骨折分为下胫腓联合水平以下的损伤（A 型）、经下胫腓联合的腓骨骨折（B 型）及下胫腓联合以上损伤（C 型），较简单，使用方便，但却不能说明整个踝关节各种复杂改变。③国际创伤学会（AO）进一步细化了 Davis-Weber 分类法，提出了 AO 分类法。每一型踝关节骨折都有其复位和固定的重点。踝关节外伤后踝部疼痛、肿胀，皮下可出现淤斑、青紫，不敢活动踝关节，不能行走。检查可见踝关节畸形，内踝或外踝有明显压痛，并可有骨擦音。根据病史和影像学检查，踝关节骨折易于明确诊断。但踝关节骨折的治疗，尤其是旋前型踝关节骨折的治疗需要谨慎。该病例是 1 例典型的旋前外旋型踝关节骨折，移位比较明显，应当切开行复位内固定术。

病例点评

　　踝关节骨折非常常见，是骨科临床中常见的创伤之一。由于踝关节的精确匹配度，因此绝大多数踝关节骨折都需要精确的手术治疗。而且不同类型的踝关节损伤，其损伤的结构也不尽相同，尤其是周围的韧带损伤，严重程度更甚于骨折。该例患者诊断是旋前外旋Ⅳ度损伤，损伤的结构依次是内踝－下胫腓前韧带－腓骨－下胫腓后韧带。治疗重点和关键是腓骨的解剖复位。手术顺序依次为：腓骨－内踝－下胫腓螺钉。由于该例患者下胫腓前后韧带全部损伤而且没有骨折，因此需要置入下胫腓螺钉以稳定下胫腓。下胫腓螺钉的置入方法：后外斜向前内 25°～30°，与胫骨纵轴垂直，与关节面平行，螺钉可经或不经钢板。一般新鲜的下胫腓分离使用 1 枚三皮质 3.5 mm 普通螺钉即可，固定时间 10～12 周。踝关节骨折术后常规石膏或者支具保护 2～3 周，以利于周围韧带的修复和愈合。

参考文献

1. LAUGE-HANSEN N. Ligamentous ankle fractures; disgnosis and treatment. Acta Chir Scand, 1949, 97（6）：544-550.

2. LAUGE-HANSEN N. Fractures of the ankle. Ⅱ.Combined experimental-surgical and experimental-roenlgenologic investigations. Arch Surg, 1950, 60（5）：957-985.

3. LAUGE-HANSEN N. Fractures of the ankle. Ⅴ. Pronation-dorsiflexion fractures. AMA Arch Surg, 1953, 67（6）：813-820.

4. LAUGE-HANSEN N. Fractures of the ankle. Ⅲ. Genetic roentgenologic diagnosis of fractures of the ankie. Am J Roentgenol Radium Ther Nucl Med, 1954, 71（3）：456-471.

042 结合后侧钢板治疗 Pilon 骨折 1 例

病历摘要

患者，男性，33 岁。从约 1 m 高的梯子摔下，右脚着地，外翻、外旋约 45°，右小腿内侧有长约 4 cm 伤口，可见活动性出血，无明显骨外露，遂急诊于当地医院。行 X 线检查示右胫腓骨骨折伴踝关节脱位（图 42-1）。急诊给予右小腿清创缝合术、右踝关节复位术及右跟骨牵引术，术后住院对症治疗 7 天，为求进一步诊治，转入我院。

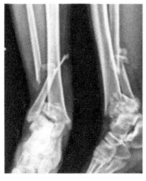
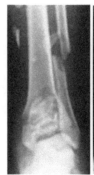

A：牵引前　　　　　　B：牵引后

图 42-1　术前 X 线

[查体]　右跟骨牵引位置妥，右小腿肿胀明显，可见广泛皮肤淤青，右小腿内侧可见长约 4 cm 伤口，已缝合，皮缘对合好，无明显渗出，皮温正常。右小腿局部压痛及纵向叩击痛（+），可触及骨擦感，右踝关节主、被动活动均受限，右足背动脉搏动可触及，右足诸趾活动可，余未见明显异常。

[诊断]　右 Pilon 骨折。

[治疗] 入院后完善术前相关检查（图42-2），给予右下肢消肿等对症处理，1周后行右Pilon骨折切开复位内固定术（图42-3）。术后规律复查，功能恢复良好（图42-4）。

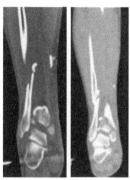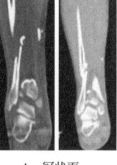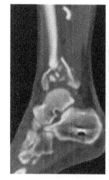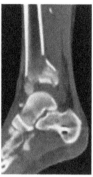

A：冠状面　　　　　　　B：矢状面

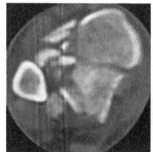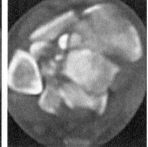

C：横断面

图42-2　术前CT

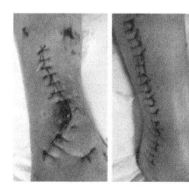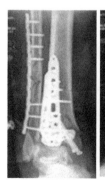

A：内侧　　B：外侧　　　　A：正位　　B：侧位

图42-3　术后切口　　　　图42-4　术后X线

病例分析

1. Pilon 骨折的分型。Pilon 骨折是指累及胫骨远端关节面的骨折，可能伴有内踝、外踝或后踝骨折，一直是骨科医师比较难处理的一类骨折。1911 年由法国医师 Destot 首次提出 Pilon 骨折的概念，近年来的统计表明 Pilon 骨折占胫骨骨折的 7% ~ 10%。Pilon 骨折有多种分型方法，临床上常见的分型方法主要为 AO 分型、Ruedi-Allgower 分型。

（1）AO 分型主要分为 A、B、C 三型。①A 型：胫骨远端的关节外骨折，根据干骺端粉碎的情况再分为 A1、A2、A3，3 个亚型。②B 型：部分关节面骨折，一部分关节面仍与胫骨干相连，根据关节面撞击与粉碎情况又分为 B1、B2、B3，3 个亚型。③C 型：累及关节面的干骺端完全骨折，根据干骺端及关节面粉碎的程度再分为 C1、C2、C3，3 个亚型。

（2）Ruedi-Allgower 分型主要分为 Ⅰ、Ⅱ、Ⅲ型。Ⅰ型：累及关节面无移位的劈裂骨折；Ⅱ型：累及关节面并有移位的劈裂骨折，但骨折粉碎较轻；Ⅲ型：累及干骺端及关节面的粉碎性骨折。

2. Pilon 骨折的治疗。对于 Pilon 骨折应详细检查皮肤、软组织和神经血管及足背动脉情况。胫骨前内侧面几乎全部位于皮下，骨折移位、皮肤损伤、进行性肿胀、水疱及皮肤坏死均可能导致骨折变成开放性骨折。绝大多数的 Pilon 骨折需要进行手术治疗，只有极少数患者可以进行保守治疗。

（1）保守治疗的适应证。①闭合复位和外固定适用于无移位骨折或身体衰弱不能耐受手术的患者。②牵引可用于由

笔记

于软组织条件差而不得不推迟施行手术的患者的早期治疗。跟骨牵引形成的韧带束缚力可形成临时的固定并维持术前肢体长度。

（2）手术治疗是绝大多数患者的治疗方式，而且预后一般都较好。①手术指征：开放性骨折，骨折移位明显或嵌插、缺损等，伴有神经血管损伤、轴线对位不良、关节面骨折块移位＞2 mm 者。②手术治疗的目的：复位，恢复长度、力线、关节面的平整，使骨折端稳定固定，有利于软组织修复、骨折愈合并为早期功能锻炼创造条件。③手术时机：就诊时间早、开放性骨折、伴有神经和血管等损伤、出现骨筋膜室综合征等，均应行急诊手术，通常在急诊 8 ～ 10 小时进行；就诊时间迟、软组织肿胀明显、软组织条件差，则主张先行跟骨牵引、石膏固定、超关节外固定支架临时固定，待软组织条件好转后进行手术治疗，一般不超过 14 天。④手术治疗的主要步骤：a.腓骨骨折的复位固定；b.重建胫骨远端关节面；c.干骺端骨缺损处植骨；d.重新连接骨干与干骺端。

3. Pilon 骨折术后并发症。皮肤坏死、感染、伤口闭合困难、创伤性关节炎、关节僵硬、疼痛、畸形愈合、骨不愈合等。

病例点评

该患者损伤严重，应该为同时受到轴向暴力和旋转暴力联合作用导致的踝关节脱位、关节面崩裂塌陷，同时伴有干骺端粉碎性骨折，关节变得极不稳定。

在骨折分型上属于 AO 分型 C3 型或 Ruedi-Allgower 分型

Ⅲ型。同时该患者为开放性骨折，转入我院时伤口未完全愈合，右小腿及远端肿胀明显，积极给予消肿治疗，转入我院约1周后即受伤2周后，肿胀明显消退，伤口已基本愈合，行切开复位内固定术，术中恢复腓骨长度，使胫骨远端关节面解剖复位，使用人工骨填充胫骨远端骨缺损，坚强固定骨干与干骺端，术后恢复良好。

对于该类患者，术后的功能锻炼是关节功能能否恢复满意的关键。注重早期锻炼，尽可能缩短外固定时间，并详细指导患者自行锻炼关节屈伸活动能力，同时辅助外用中药熏洗等常可获得较好的疗效。

Pilon骨折因暴力程度不同，其复杂程度也随之不同，但总体来说，Pilon骨折属于复杂骨折，术前应仔细完善各项检查、拟定正确的术前计划、确定手术时机，术中应尽可能减少医源性损伤、选择合适的内固定材料、正确重建腓骨、恢复关节面平整和踝穴大小。

参考文献

1. 李莹，武勇，王满宜. 胫骨远端前外侧入路治疗PILON骨折的初步经验. 足踝外科电子杂志，2014，1（1）：44-51.

2. 张健，王满宜，龚晓峰，等. 后外侧入路治疗后方Pilon骨折. 中华关节外科杂志（电子版），2011，5（4）：16-19.

3. BORAIAH S, KEMP T J, ERWTEMAN A, et al. Outcome following open reduction and internal fixation of open pilon fractures. J Bone Joint Surg Am, 2010, 92（2）：346-352.

笔记

043　前外侧单一入路治疗 Pilon 骨折 1 例

病历摘要

患者，男性，38 岁。因车祸致右小腿疼痛、活动受限 6 小时来我院就诊。伤后自觉右侧下肢疼痛不能站立，随后被人送来我院，在急诊给予 X 线检查对症处理后收住我科。伤后患者无恶心、呕吐，无意识障碍和大小便失禁。

[查体]　患者肢体肿胀明显，有水疱形成，左小腿远段有畸形、压痛、骨擦感及反常活动，足背、胫后动脉搏动可微弱触及、末梢感觉及活动无明显异常。

[治疗]　患者入院后肿胀持续加重，被动牵拉痛（＋），遂行外侧单切口切开减压并行外固定架安置术。术后 1 周行减张切口缝合，术后 3 周行外固定架拆除，同时行前外侧单一入路切开复位内固定术。术后恢复良好，术后 1 周患者痊愈出院。术后 6 个月复查患者恢复良好。影像学资料见图 43-1 ～图 43-3。

[诊断]　右 Pilon 骨折。

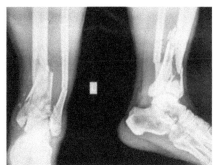
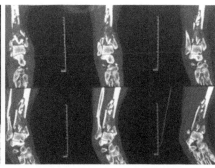

图 43-1　患者入院 X 线及 CT

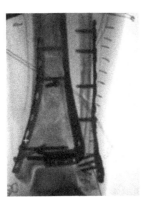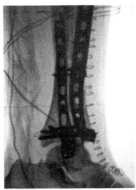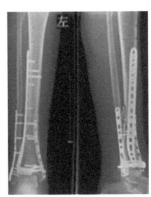

图 43-2 患者术中及术后 X 线

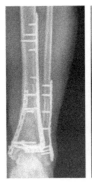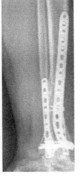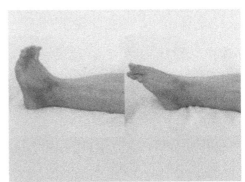

图 43-3 术后 6 个月 X 线及伤腿

病例分析

　　Pilon 骨折是指累及胫距关节面的胫骨远端骨折。最常发生于高处坠落、车辆骤停滑雪或绊脚前摔。胫骨轴向暴力或下肢的扭转暴力是胫骨远端关节面骨折的主要原因。高能量暴力常造成关节面内陷、破碎分离，干骺端骨质粉碎，软组织损伤，大部分同时有腓骨骨折，预后不佳，主要见于高处坠落、车祸；低能量的扭转暴力使胫骨远端骨折呈螺旋形，关节面破坏较轻，干骺端粉碎性骨折及软组织损伤较小，腓骨骨折不一定发生，多见于滑雪或绊脚前摔，预后较好。受伤时踝关节的位置与骨折类型密切相关，跖屈位时，胫骨后方骨折块较大；中立位时，垂直轴向暴力使整个关节面破坏或前、后踝为大游离骨块的 Y 型骨折；背伸位时距骨宽大的前部刚好进入踝穴内，使胫骨前部和胫骨骨折；外翻位时，扭转暴力可使胫骨远端外侧骨折；内翻位时，可出现内侧骨折；当轴向暴力和扭转暴力联合作用时，踝关节可脱位，关节面嵌插，同时，伴有干骺端粉碎性骨折，关节变得极不稳定。通过 X 线和 CT 可以获得很好的诊断，尤其 CT 可以很好地显示骨折的形态、骨折块的数量及移位的程度，从而可以准确地评价骨折的移位程度，便于术前制订治疗方案及指导手术治疗。治疗原则是保证软组织条件良好的情况下，解剖复位，坚强固定。

病例点评

　　Pilon 骨折一般是指胫骨远端 1/3 波及胫距关节面的骨折，胫骨远端关节面严重粉碎，骨缺损及远端松质骨压缩，常合并有腓骨下段骨折（75% ～ 85%）和严重软组织挫伤。Rockwood 等认为，Pilon 骨折应包括：①踝关节和胫骨远端的干骺端骨折，通常伴有踝关节的关节面粉碎性骨折；②内踝骨折；③胫骨前缘骨折；④胫骨后面横形骨折。1969 年 Ruedi 和 Augower 根据关节面和干骺端的移位及粉碎程度，将 Pilon 骨折分为 3 型，这种分型的意义在于强调关节面的损伤程度。Ⅰ型：经关节面的胫骨远端骨折，较小的移位；Ⅱ型：明显的关节面移位而粉碎程度较小的骨折；Ⅲ型：关节面粉碎移位及粉碎程度较严重。Ovadia 和 Beals 在此基础上又增加两种

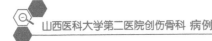

类型：Ⅰ型，无移位骨折；Ⅱ型，骨折移位较小；Ⅲ型，关节面骨折伴有几个大的骨折块；Ⅳ型，关节面骨折伴有几个骨折块，同时还有一个较大的干骺端骨缺损；Ⅴ型，关节面严重移位及骨质严重粉碎。

Pilon 骨折的分期治疗至关重要，尤其高能量损伤的 Pilon 骨折，骨折线波及小腿中下 1/3 以上的，常常会伴有骨筋膜室综合征，必要时需要切开减压，对于减压切口的选择需要考虑到二期内固定切口的选择，以免皮瓣问题导致皮肤切口选择困难从而不能很好地显露骨折，进而不能解剖复位。该例患者伤后出现骨筋膜室综合征，急诊单外侧切口切开减压，外固定架安置，恢复并维持长度，术后 1 周左右可以缝合减张切口，待皮肤软组织条件允许后更换内固定，一般 3 周内可以在拆除外固定的同时更换内固定。对于没有骨筋膜室综合征的 Pilon 骨折一般可以先行跟骨牵引，手术时机一般在伤后 6 ～ 12 天，切口的组合最常用的两组为前外（＋）后内或者后外（＋）前内。对于复位的原则一般遵循：由外向内，由后向前依次复位。

参考文献

1. 芦浩，徐海林，姜保国，等. 不同方式后内侧入路治疗 Klammer Ⅲ 型后 pilon 骨折的疗效. 中华创伤骨科杂志，2017，19（12）：1052-1055.

2. 高彦军，张勇，郑杰，等. 前侧 pilon 骨折的诊断和治疗. 中华创伤杂志，2016，32（5）：423-426.

3. 孔祥如，朱裕成，杨太明，等. 支撑钢板或结合空心螺钉治疗胫骨后 pilon 骨折. 中华创伤杂志，2017，33（2）：164-170.

4. KARPMAN R R. Management of distal lower extremity problems in the geriatric patient. Operative Techniques in Orthopaedics，2002，12（2）：109-113.

044　切开复位内固定治疗跟骨骨折1例

病历摘要

患者，男性，32岁。因车祸致左足疼痛、活动受限6小时来我院就诊。伤后自觉左侧下肢疼痛不能站立，随后被人送来我院，在急诊给予X线检查对症处理后收住我科，伤后患者无恶心、呕吐，无意识障碍和大小便失禁。

[查体]　患者患足肿胀明显，足背、胫后动脉搏动可微弱触及、末梢感觉及活动无明显异常。

[诊断]　左跟骨骨折。

[治疗]　患者入院后给予消肿和抬高患肢及骨折治疗仪治疗消肿，伤后10天肿胀消退后行切开复位内固定术。术后恢复良好，术后1周患者痊愈出院。影像学资料见图44-1～图44-3。

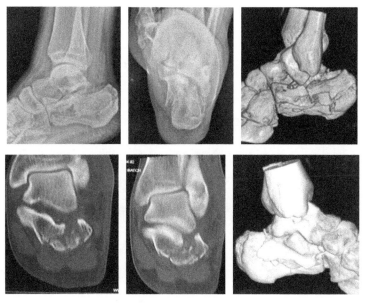

图44-1　入院X线和CT

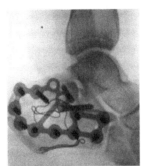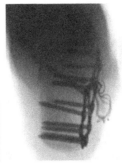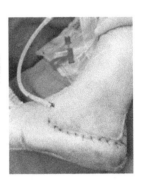

图 44-2　术中透视和伤口缝合

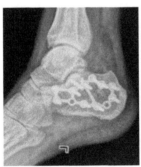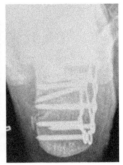

图 44-3　术后 X 线

病例分析

本病成年人发生率较高，多由高处坠落，足部着地，足跟遭受垂直撞击所致。经常伴有脊椎骨折，骨盆骨折和头、胸、腹伤。跟骨为松质骨，血循供应比较丰富，骨不连者少见。主要表现为外伤后足跟疼痛，局部肿胀、压痛、畸形、不能站立和行走。一般 X 线可以获得确诊，轴位像，跟骨体两侧增宽；侧位像，跟骨体后一半连同跟骨结节向后上移位，使跟骨腹部向足心凸出成摇椅状畸形。

跟骨骨折常用的分型分关节内和关节外分型，其中常见的关节内骨折分型为：① Essex-Lopresti 分型；② Stephenson

分型；③ Sanders 和 Sanders CT 分型；④ Zwipp 分型。其中，Sanders 和 Sanders CT 分型仅适用于涉及跟骨后关节面的骨折，没有涉及其他平面上的骨折情况，同时 Sanders 分型也没有考虑骨折块的移位、软骨损伤程度及软组织和韧带的嵌顿情况。Essex-Lopresti 分型基于 X 线检查分为两型：① Ⅰ型，未累及距下关节；② Ⅱ型，累及距下关节（分三度）。Stephenson 分型基于损伤机制，测定原发矢状位骨折线以骨块和主要碎片的数量来分型。Zwipp 分型根据周围和冠状突位 CT 按主要骨折块和波及关节面的数量分型，其中 Sanders 和 Sanders CT 分型对临床指导意义最大也最为常用，分为如下四型：① Sanders Ⅰ型：无移位的关节内骨折，不考虑后关节面骨折线的数量；② Sanders Ⅱ型：跟骨后关节面为两部分骨折，移位≥ 2 mm；③ Sanders Ⅲ型：跟骨后关节面有两条骨折线，为三部分骨折；④ Sanders Ⅳ型：跟骨后关节面为四部分及以上骨折，包括严重的粉碎性骨折。该患者为 Sanders Ⅳ型粉碎性骨折，治疗应行切开复位内固定。

病例点评

跟骨骨折为常见骨折，占全身骨折的 2%，跟骨骨折最常见的改变是短缩、增宽、塌陷和内翻。所以对应的治疗应该是纠正内翻，恢复长度、高度和宽度。由于跟骨骨折伤后一般肿胀比较明显，而且皮肤软组织薄，因此伤后早期切开手术可能造成严重的皮肤软组织问题。因此跟骨骨折行倒 "L" 切开复位内固定的时机需要等肿胀消退，皮肤出现皱褶后方可以，皱褶的出现表明淋巴回流重新建立，可以大大减少皮肤软组织术后发生问题的概率。对于皮瓣的保护需要全层显露，无接触的克氏针牵拉技术。首先复位恒定压缩骨块，复位宽度、高度和纠正内翻。单独或者经钢板使用载距突螺钉，将游离的后关节面所有骨块通过载距突螺钉固定于载距突上，再通过环形钢板将周围所有的游离骨块连接在一起，形成一个框架结构，从而达到一个比较坚强的内固定。

参考文献

1. SANDERS R. Radio logical evaluation and Cr classification of calcaneal fractures// JAHSS M. Disorder of the foot and ankle. Philadelphia：WB Saunders，1990：2326-2354.

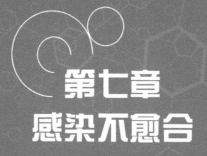

第七章
感染不愈合

045 分期治疗股骨感染性骨不愈合1例

病历摘要

患者，男性，51岁。入院前3年因外伤致股骨骨折，在外院行股骨骨折复位内固定术，术后出现术区感染。随后多次在外院行扩创、内固定取出、外固定术等治疗，效果欠佳。

[查体]　入院时左大腿组合式外固定架固定，肌肉萎缩，左大腿内侧可及窦道，局部有脓液流出。左膝关节活动受限。

[诊断]　左股骨感染性骨不愈合，左股骨骨折术后。

[治疗]　入院后给予感染骨段清除、扩创、外固定架安

置，骨搬移术。术后定期门诊随诊，逐渐调整搬移，骨搬移到位后，拆除外架，给予股骨髓针固定。影像学和其他资料见图 45-1～图 45-4。

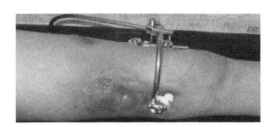
图 45-1 术前外观

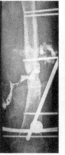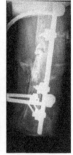
图 45-2 术前窦道造影

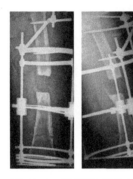
图 45-3 骨搬移术后 X 线

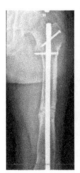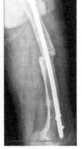
图 45-4 股骨髓针术后 X 线

病例分析

股骨感染性骨不愈合为一种股骨的感染和破坏性疾病，可由需氧菌或厌氧菌、分歧杆菌及真菌等引起，也多由于外伤和手术等引起，表现为局部肿胀、压痛，如有窦道、伤口长期不愈、偶有小块死骨排出。有时伤口暂时愈合，但由于存在感染病灶，炎症扩散，可引起急性发作，有全身发冷、发热，局

笔记

部红肿，经切开引流或自行穿破或药物控制后，全身症状消失，局部炎症也逐渐消退，伤口愈合，如此反复发作。机体免疫力较差时，也易引起反复发作。根据以往有开放性骨折或骨折手术病史，局部病灶检查及 X 线可诊断。治疗应彻底扩创，清除异物，合理应用抗菌药物，稳定固定患肢，根据骨缺损性质和范围选择方法治疗骨缺损，恢复患肢功能。

病例点评

股骨感染性骨不愈合对肢体功能影响较大，多引起肌肉萎缩和髋关节及膝关节的活动障碍。应尽早清除异物，充分扩创，尽快控制感染。同时对肢体进行坚强外固定，注意保持正常负重力线，避免加重肢体畸形。对于存在大段感染性骨缺损的患者，选择股骨骨搬移术可获得更好的治疗效果。术后定期复诊，避免并发症的发生。对于后期感染完全控制和骨缺损已得到恢复的患者可选择改为内固定治疗，缩短外固定治疗时间。

参考文献

1. 黄小俊，薛健康，张淏瑞，等 . Ilizarov 技术治疗股骨感染性骨不连或骨缺损 . 局解手术学杂志，2016，25（7）：494-497.

2. 王海，黄游，何晓青，等 . 感染性骨不连的治疗现状 . 中国矫形外科杂志，2017，25（5）：438-441.

3. 尹鹏 . Ilizarov 技术治疗胫骨和股骨感染性骨不连的临床研究 . 天津：南开大学，2014.

4. 郭佳琪，杨朝晖 . 感染性骨不愈合中的主要治疗方法比较 . 实用骨科杂志，2019，25（6）：518-522.

5. 秦泗河 . Ilizarov 技术概述 . 中华骨科杂志，2006，26（9）：642-645.

046 骨诱导膜技术和骨搬移技术治疗骨折术后骨不愈合1例

病历摘要

患者，男性，48岁。2013年7月18日因车祸昏迷，多发骨折，其中右双踝、左胫腓骨为开放性骨折，立即送往当地医院，急诊行清创缝合术，随后转入我院。

[查体] 神志欠清楚，查体欠合作。双上肢被动活动可，未及明显骨擦音、骨擦感及反常活动，远端血运可。骨盆挤压分离试验（-），右大腿肿胀、畸形明显，可及反常活动。右膝关节未及明显异常，右踝关节肿胀明显，外踝处可见一长约5 cm的斜行皮肤裂伤，深达骨质，皮缘不齐，污染明显，可见少量活动性出血。右踝畸形明显，可及骨擦感，右足背动脉搏动可扪及，右下肢远端血运可。左小腿胫前可见一大小约10 cm×4 cm的创面，深达骨质，皮缘不齐，污染明显，可见少量活动性出血。左小腿畸形明显，可及反常活动，左足背动脉搏动可扪及，左下肢远端血运可。

[诊断] 右股骨颈骨折，右股骨干骨折，右双踝开放性骨折，左胫腓骨开放性骨折，多发肋骨骨折，脑出血。

[治疗] 先评估患者生命体征，对患者呼吸、循环等生命指征进行全面的评估，完善心电图、X线等检查，评估患者脏器功能情况，待患者病情稳定及软组织条件允许后行手术治疗。

（1）2013年8月1日在全麻下行右股骨颈骨折、右股骨干骨折、右双踝开放性骨折、左胫腓骨开放性骨折切开复位内固定术，术后按时随访（表 46-1）。

表 46-1　第 1 次术后随访情况

时间	症状	愈合情况	X 线检查
术后 1 个月	无特殊不适	右踝关节骨折愈合较满意，右股骨及左胫腓骨愈合欠佳	图 46-1
术后 3 个月	右大腿及左小腿出现静息痛，自服止疼药，效果可	右踝关节愈合好，右股骨干及左胫腓骨骨折愈合欠佳，左胫骨侧位可见向前侧成角畸形	图 46-2
术后 6 个月	静息痛加剧，止痛药效果不佳	右股骨颈及右双踝骨折愈合，左胫前出现约黄豆大小窦道，反复排脓液，不愈合	图 46-3
术后 9 个月		右股骨及左胫腓骨骨折不愈合，骨折端吸收，向前成角畸形	图 46-4

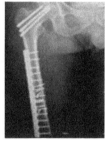 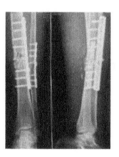 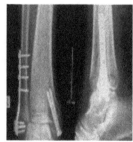

A：右股骨干正位　　B：左胫腓骨正侧位　　C：右踝正侧位

图 46-1　术后 1 个月 X 线

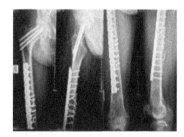 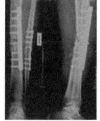 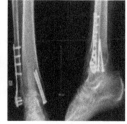

A：右股骨正侧位　　　B：左胫腓骨正侧位　　C：右踝正侧位

图 46-2　术后 3 个月 X 线

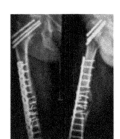 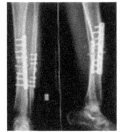 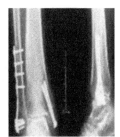

A：右股骨干正侧位　　B：左胫腓骨正侧位　　C：右踝正侧位

图 46-3　术后 6 个月 X 线

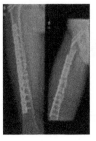 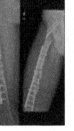 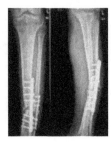 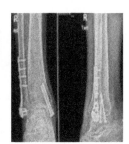

A：右股骨正侧位　　B：左胫腓正侧位　　C：右踝关节正侧位

图 46-4　术后 9 个月 X 线

（2）患者术后 9 个月诊断为右股骨干、左胫腓骨感染性骨不连，于 2014 年 5 月 28 日在腰麻下行右股骨干骨折术后骨不愈合合并感染内固定取出（＋）死骨及周围纤维组织切除（＋）预混万古霉素骨水泥旷置（＋）置管冲洗（＋）外固定架安置术。

6 月 5 日行左胫腓骨骨折内固定取出（＋）死骨及周围纤维组织切除（＋）对侧肢体骨搬移术，骨缺损约 8 cm，术中分泌物培养均为（－）。本阶段术后治疗及随访情况见表 46-2。

表 46-2　第 2 次治疗及随访情况

时间	局部情况	静脉治疗	分泌物培养	X 线检查
2014 年 5 月 28 日	庆大霉素持续冲洗	无	（＋）	图 46-5
2014 年 5 月 30 日	根据培养结果，改为环丙沙星持续冲洗	美洛培南静脉滴注	（＋）	无

续表

时间	局部情况	静脉治疗	分泌物培养	X 线检查
2014 年 6 月 10 日	考虑感染治愈，拔出冲洗管局部给予美洛培南 0.5 mg 治疗	停止美洛培南静脉治疗	（−）	无
术后 1 个月	无特殊不适	无	无	图 46-6
术后 2 个月	右股骨外固定架针道感染（图 46-7）	替考拉宁治疗 7 天，疗效佳	金黄色葡萄球菌感染	右大腿成角畸形，给予外固定架矫正（图 46-8）
术后 3 个月	骨搬移端骨质形成良好，断端未愈合	无	无	图 46-9

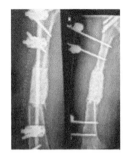
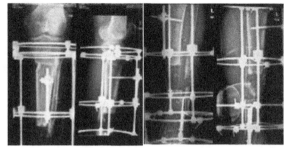

图 46-5 术后 X 线

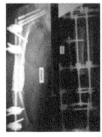
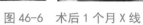
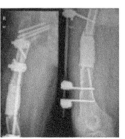
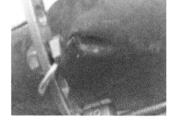

图 46-6 术后 1 个月 X 线　　图 46-7 针道感染

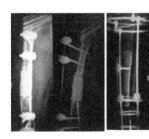
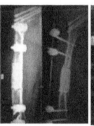
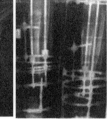

46-8 术后 2 个月 X 线　　图 46-9 术后 3 个月 X 线

笔记

（3）2014年9月12日再次入院，继续观察断端愈合情况，入院后3次血常规、血沉、C-反应蛋白、降钙素原结果均未见明显感染迹象，考虑感染已控制，可行手术治疗。9月16日在局麻（＋）强化下行外固定架拆除术，术后对症处理。9月22日软组织愈合后在全麻下行骨水泥取出（＋）取双侧髂前上棘髂骨植骨（＋）钛板内固定术（图46-10）。第3次入院治疗及随访情况见表46-3。

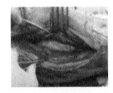 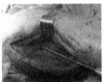 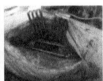

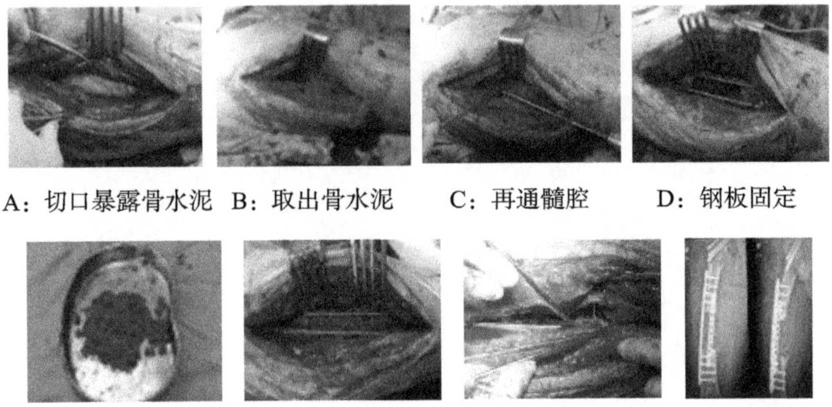

A：切口暴露骨水泥　　B：取出骨水泥　　C：再通髓腔　　D：钢板固定

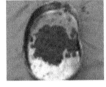 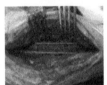 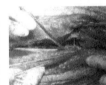

E：取下的髂骨　　F：碎骨块充分植入　　G：缝合切口　　H：术后X线

图46-10　手术过程

表46-3　第3次治疗及随访情况

时间	体温	伤口	化验结果	治疗
术后3天	出现发热39.2℃	未见异常	未见异常	对症处理，体温恢复正常
术后7天	再次发热39.6℃	右髂前伤口出现分泌物，其培养结果阴性	降钙素原、血沉及C-反应蛋白增高	美洛培南经验治疗，体温恢复正常

续表

时间	体温	伤口	化验结果	治疗
术后 16 天	无	右髂前及大腿近端伤口出现脓性分泌物，周围红肿，皮温升高，胀痛	①术中脓性分泌物送细菌培养＋药敏，结果回报：金黄色葡萄球菌 ②治疗过程中不断培养分泌物，培养结果可见细菌不断减少，直至 3 次阴性	①清创+VSD安置术，两处均给予生理盐水、过氧化氢溶液、庆大霉素及碘伏水充分冲洗，右大腿未取出植骨 ②术后美洛培南+VSD 持续吸引治疗 ③改用敏感抗菌药物替考拉宁＋环丙沙星替代美洛培南治疗，VSD 持续吸引
2014 年 10 月 20 日	无	在腰麻下更换右髂前及大腿 VSD	无	继续对症治疗
2014 年 10 月 29 日	无	①右髂部伤口无分泌物，在腰麻下取出右髂部 VSD，缝合伤口 ②更换右大腿 VSD	无	对症治疗
2014 年 11 月 6 日	无	①右大腿伤口无分泌物 ②局麻下拔除 VSD，缝合伤口	无	对症治疗按时复查（图 46-11）
术后 12 个月	无	左胫腓骨断端硬化，髓腔封闭	无	手术治疗

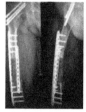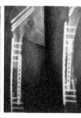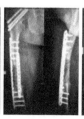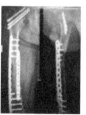

A：2 个月　B：6 个月　C：9 个月　D：11 个月　E：19 个月

图 46-11　术后 X 线

续表

（4）2015 年 6 月 12 日再次入院治疗，于 6 月 23 日在全麻下行左胫骨骨搬移术后断端骨不愈合断端切新（+）同侧髂后上嵴髂骨植骨（+）钛板内固定术，术中沿原切口逐层切开，暴露骨折端，可见骨折未愈合、髓腔封闭。咬除骨痂再通髓腔，复位后行钢板内固定，逐层缝合切口，留置引流皮片（图 46-12）。术后 X 线，向前成角完全纠正，术后 10 个月骨折愈合满意（图 46-13）。

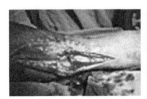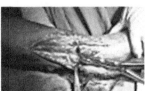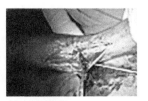
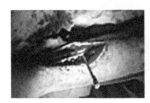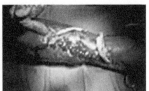

图 46-12　术中

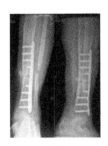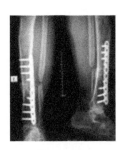

图 46-13　术后 10 个月 X 线

（5）右股骨术后 25 个月、左胫腓骨术后 16 个月（2016 年 10 月 26 日），患者可脱拐站立，双下肢等长（图 46-14）。

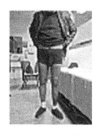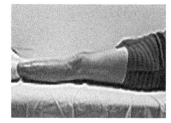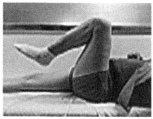

A：站立位　　　　　　　　B：左下肢活动范围

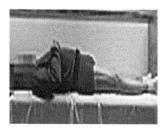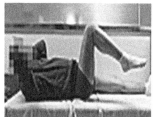

C：右下肢活动范围

图 46-14　术后外观

病例分析

　　骨不连美国 AAOS 的诊断标准为：骨折后至少 9 个月或连续 3 个月动态观察，未见到骨折有明显的愈合征象。诊断时包含两个要素：①时间，骨折后 6～9 个月仍未愈合；②动态观察骨折愈合情况，连续 3 个月骨折端没有愈合的迹象，即 X 线显示骨折间隙和骨痂生长情况没有变化。造成骨不连的局部因素：①血供障碍，特殊部位骨骼的营养血管为单一供血，骨折处周围软组织严重损失。②内固定的机械稳定性差，如严重骨缺损，选用了不合适的内固定器材，应用了错误的固定理念等。③骨折端和周围软组织的感染是骨不连的直接原因。因此针对骨不连，需明确病因，对症处理。

　　针对该患者，术后 9 个月（2014 年 5 月）复查右股骨及左胫腓骨折不愈合，病程中伴静息痛，逐渐加重，止疼药效果不佳，同时左胫前出现约黄豆大小窦道，反复排脓液，可以明确诊断为右股骨干、左胫腓骨感染性骨不连。

结合该患者，针对怀疑感染的患者，血沉、C- 反应蛋白不仅可作为诊断提示，也可作为治疗感染过程中的动态监测指标，根据病原学检查和药敏试验，不断调整治疗，直至培养结果为阴性。

病例点评

骨搬运技术和骨诱导膜技术治疗感染性骨不连的疗效均满意。根据骨缺损的部位及大小的不同，对于胫骨，我们建议使用骨搬运技术。而股骨由于其肌肉组织丰富，在进行骨搬运时操作较为困难，患者痛苦大，感染等并发症发生率高，因此，建议使用骨诱导膜技术。

参考文献

1. 李世德. 骨折不愈合、延迟愈合的研究及外科治疗进展. 实用骨科杂志，1995，1（4）：181-183.

2. 傅青格，张春才，王家林，等. 新型植骨与内固定方法治疗上肢骨不连 93 例. 第四军医大学学报，2005，26（16）：1467-1467.

3. 陆裕朴. 实用骨科学. 4 版. 北京：人民军医出版社，1995：1153-1165.

4. 刘建，王志刚，孟国林，等. 肱骨骨不连的原因分析及治疗. 中华创伤骨科杂志，2004，6（4）：395-399.

5. 孟俊柏，顾春生，黄朝明. 中西医结合治疗胫骨骨折骨不连 41 例. 河北中医，2009，31（1）：86-87.

6. PROBST A, SPIEGEL H U. Cellular mechanisms of bone repair. J Invest Surg, 1997, 10 (3): 77-86.

7. 秦泗河. 突破骨不连与骨缺损治愈的瓶颈. 中国骨伤, 2013, 26 (4): 267-270.

8. EINHORN T A. Current concepts review enhancement of fracture-healing. J Bone Joint Surg Am, 1995, 77 (6): 940-956.

047 骨搬移技术治疗胫骨感染性骨不愈合1例

病历摘要

患者，男性，31岁。1年前因外伤致右胫腓骨骨折，在外院行胫骨骨折复位内固定术，术后出现术区感染，小腿反复出现窦道破溃流脓。胫骨无明显愈合。

[诊断] 右胫骨感染性骨不愈合，右胫骨骨折术后（图 47-1，图 47-2）。

[治疗] 入院后给予内固定取出，感染骨段切除，扩创，外固定架安

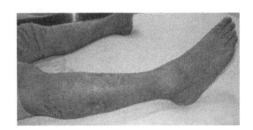

图 47-1 术前外观

置，骨搬移术。术后门诊定期随诊，逐渐搬移骨段（图 47-3）。感染得到控制，最终获得骨愈合（图 47-4，图 47-5）。

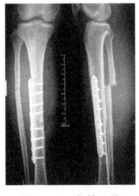

图 47-2 术前 X 线

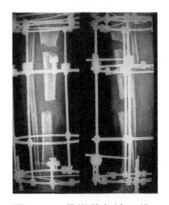

图 47-3 骨搬移复诊 X 线

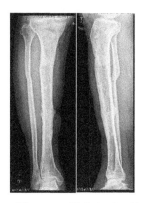 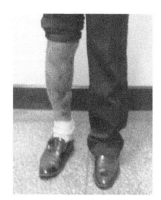

图 47-4　骨愈合后 X 线　　图 47-5　骨愈合后外观

病例分析

　　胫骨感染性骨不愈合为一种胫骨的感染和破坏性疾病，可由需氧菌或厌氧菌、分歧杆菌及真菌等引起，表现为局部肿胀、压痛，如有窦道、伤口长期不愈、偶有小块死骨排出。有时伤口暂时愈合，但由于存在感染病灶，炎症扩散，可引起急性发作，有全身发冷、发热，局部红肿，经切开引流自行穿破或药物控制后，全身症状消失，局部炎症也逐渐消退，伤口愈合，如此反复发作。免疫力下降时也易引起发作。根据以往有开放性骨折或骨折手术病史，局部病灶检查及 X 线可诊断。治疗时应彻底扩创，清除异物，合理应用抗菌药物，固定患肢，根据骨缺损性质和范围选择合理方案治疗骨缺损，恢复患肢功能。

病例点评

　　胫骨感染性骨不愈合如长期得不到治疗可引起肌肉萎缩

笔记

和膝关节和踝关节的活动障碍及患肢骨质疏松等。故应尽早清除异物，充分扩创，尽快控制感染。同时对肢体进行坚强外固定，注意保持正常负重力线，避免加重肢体畸形。对于存在大段感染性骨缺损的患者，选择胫骨骨搬移术可获得更好的治疗效果。术后应定期复查，避免并发症的发生。

参考文献

1. 张华，李贵山，于新民，等 . Ilizarov 技术治疗胫骨慢性骨髓炎骨不连 12 例 . 中国矫形外科杂志，2014，22（4）：373-376.

2. 罗丹，沈余明 . 慢性创伤后骨髓炎的治疗进展 . 临床医药实践，2016，25（8）：609-612.

3. 秦泗河 . Ilizarov 技术概述 . 中华骨科杂志，2006，26（9）：642-645.

4. 毕军伟，李盛华，刘红喜 . 骨外固定技术在慢性胫骨骨髓炎治疗中的研究进展 . 甘肃医药，2016，35（2）：102-105.

048 金属棒涂层抗菌药物骨水泥治疗胫骨慢性骨髓炎1例

病历摘要

患者，男性，56岁。因左下肢皮肤溃烂2个月入院。患者2个月前因衣物摩擦引起左小腿近膝关节处出现2处皮肤溃烂，分别为1.5 cm×1.0 cm及0.5 cm×0.5 cm大小，可见脓性分泌物，伴左下肢活动受限，无疼痛及瘙痒感。不伴发热、咳痰及恶心、呕吐等不适。就诊于当地诊所输注抗菌药物（具体不详）上述症状无缓解。遂于2018年8月27日入我院门诊，行下肢DR检查示左胫骨骨髓针术后近端骨破坏，行分泌物细菌培养（＋）药敏后，建议患者住院治疗，随后入住我科。

[既往史] 2004年因煤矿砸伤致左胫骨骨折行左胫骨骨折复位髓针内固定术。否认高血压、糖尿病、冠心病史，否认肝炎、结核等传染病史，有输血史，否认食物过敏史。

[查体] 一般情况可，生命体征平稳，脊柱生理弯曲存在，各棘突未触及压痛及叩击痛，双下肢等长，双下肢可见广泛静脉曲张，以小腿为甚，皮温正常，轻度肿胀，左小腿近膝关节处出现2处皮肤溃烂，可见脓性分泌物，左膝关节活动略受限，左足背动脉搏动好，末梢血运可。

[治疗] 手术去除所有内置物并彻底清除病灶，髓腔及骨缺损处充填抗菌药物骨水泥。影像学资料见图48-1～图48-5。

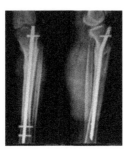 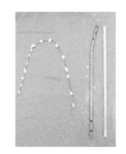

图 48-1　术前 X 线　　图 48-2　术中骨水泥棒及念珠

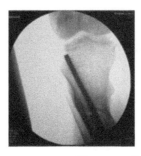 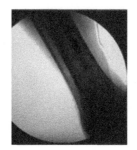

图 48-3　术中 C 臂透视

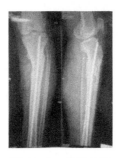 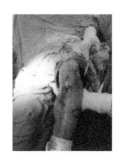

图 48-4　术后 X 线　　图 48-5　术后伤口

病例分析

　　胫骨干骨折是最常见的长骨骨折。正常人群中，年发病率为 26/100 000，男性多于女性，男性高发年龄为 31 ～ 40 岁，女性高发年龄为 41 ～ 50 岁。胫骨干骨折愈合不良和骨不连发生率高，主要原因为：①由于胫骨前内侧面位于皮下，缺乏肌肉组织的包裹，故开放性骨折多见（占胫骨干骨折的 24%）；②胫骨干的血液供应来自单一的营养血管，一旦胫骨中下 1/3 骨折，仅依靠骨膜血管供血，局部血供差。胫骨干骨折可以选择的治疗方法较多，应该结合软组织受损情况，制订个体化治疗方案，必要时可以分期治疗，以获得良好的疗效。

胫骨的髓腔形态与股骨有所不同，胫骨两端膨大，髓腔呈沙漏形，峡部位于中点偏下，该处的直径决定了髓内钉的尺寸。在峡部近端及远端，即使经过扩髓，单靠髓内钉主钉固定，其效果依然较差。因此，许多学者主张采取多平面交锁、阻挡螺钉和辅助钢板技术等加强固定。胫骨近端前侧皮质较厚，髓腔宽大，并有髌腱止点的牵拉作用，胫骨近端 1/3 骨折时胫骨近端有由前向后倾倒的趋势，可以通过阻挡螺钉技术加以纠正。胫骨结节下缘以上和内踝上缘以下的区域，主要为骨松质，骨皮质较薄。因此，髓内钉的交锁螺钉应尽量靠近远端固定，以期打入更长的交锁螺钉，增加把持力。

胫骨骨折在临床上非常常见，处理不好会造成慢性骨髓炎。目前慢性骨髓炎的治疗主要包括：①病灶清除；②局部放置万古霉素硫酸钙颗粒；③局部放置万古霉素骨水泥；④置管抗菌药物液体冲洗；⑤局部肌瓣填塞；⑥局部伤口负压封闭吸引治疗；⑦全身抗菌药物治疗等。

1979 年 Klamm 将掺有庆大霉素的骨水泥制成念珠，暂时性地填入感染骨清创后的无效腔内，报道的治愈率为 91.4%。抗菌药物念珠暂时（数周至数月）填入清创后的无效腔后可提供局部高浓度的抗菌药物，待新鲜肉芽生成后，取出念珠。操作方法为：把 40 g 骨水泥加入 0.5 g 万古霉素，将抗菌药物粉与骨水泥粉混合调匀加入液体，可以将抗菌药物骨水泥做成念珠、骨水泥棒、骨水泥纱布、占位器等。

手术中要注意几点：①于病灶处切开皮肤，将病灶窦道及炎性组织清除干净，取出髓内钉，显露病灶，骨刀开槽，电钻钻孔，凿去硬化无血供的骨质，凿去的骨质不超过骨周径的1/3，以防发生骨折。②彻底清除骨髓腔内坏死组织与死骨，用过氧化氢溶液、碘伏及生理盐水反复冲洗。切取病变组织，送病理检查并行细菌培养加药敏试验。将万古霉素骨水泥棒插入髓腔，念珠作为填充物植入骨缺损处。

术后根据伤口分泌物培养结果，静脉滴注敏感抗菌药物10天，然后再口服抗菌药物2～3周。术后定期复查血沉、C-反应蛋白、血常规及X线，定期换药直至伤口愈合。术后根据患者情况若无特殊不适可不予取出抗菌药物骨水泥。

📋 病例点评

本例患者病史较长，11年前行胫骨骨折髓针内固定术，于2个月前因衣物摩擦引起左小腿近膝关节处出现2处皮肤溃烂，初步考虑为内固定引起的慢性感染，因此应去除所有内置物和彻底清除病灶，髓腔及骨缺损处充填抗菌药物骨水泥，术后静脉滴注敏感抗菌药物10天（甚至更长时间），然后再口服抗菌药物2～3周。

感染的原因：开放性骨折内固定治疗的感染率为1%～5%，感染率明显增加的影响因素有：手术置入内固定物的选择；软组织的损伤程度和粉碎性骨折的严重程度；高

笔记

龄或极低的年龄、肝或肾功能不全或恶性肿瘤者。因此，手术前对软组织的评估非常重要，按开放性骨折 Gustilo 分型分为 3 型，所有开放性骨折的处理原则上使用外固定是比较安全的，对于 Gustilo Ⅰ 型开放性骨折，在彻底清创的基础上可以慎用内固定。

对于放置内固定物的骨髓炎，目前大多数外科医师推荐的外科治疗策略是去除所有内置物和彻底清除病灶。一般来说，生物膜覆盖的置入物是保留细菌或慢性骨髓炎复发的危险因素。因此，取出内置物并更换外固定支架固定是目前较好的治疗方法。

载药（万古霉素）骨水泥有局部缓释高浓度抗菌药物，且血药浓度低、副作用少等优点，成为治疗慢性骨髓炎的重要方法，可维持长期有效抗菌浓度。填充髓腔及周围组织，能在局部保持较高药物浓度，对残余细菌即使是不敏感细菌也能够起到杀灭作用。清创后会出现较大的空腔，充填后减少了空腔面积，恢复骨髓腔的力学结构，防止造成病理性骨折。抗菌药物骨水泥治疗骨髓炎目前取得了很好的效果。

参考文献

1. KAHN D S. The pat hophysiology of bone infection. Clin Ort hop，1973，9（6）：12214.

2. KLEMM K W. Antibiotic bead chains. Clin Ort hop，1993（295）：63-76.

3. STRACHAN C J. Antibiotic prophy-taxis in peripheral vascular and orthopae 2 dic prosthetic surgery. J Antimicrob Chemother，1993，31（Suppl B）：65-78.

4. NISHITANI K，BECK C A，ROSENBERG A F，et al. A diagnostic serum

antibody test for patients with staphylococcus aureus osteomyelitis. Clin Orthop Relat Res, 2015, 473（9）: 2735-2749.

5. MORIARTY T F, KUEHL R, COENYE T, et al. Orthopaedic device-related infection: current and future interventions for improved prevention and treatment. EFORT Open Rev iews, 2016, 1（4）: 89-99.

6. INZANA J A, SCHWARZ E M, KATES S L, et al. Biomaterials approaches to treatingimplant-associated osteomyelitis. Biomaterials, 2016（81）: 58-71.

7. 王爱民，王子明，唐桂阳，等. 万古霉素骨水泥在感染人工髋关节翻修作用中的实验研究与临床观察. 中华创伤骨科杂志，2004, 6（6）: 2603-2607.

8. VAN VUGT T A, GEURTS J, ARTS J J. Clinical application of antimicrobial bone graft substitute in osteomyelitis treatment: a systematic review of different bone graft substitutes available in clinical treatment of osteomyelitis. Biomed Res Int, 2016（2016）: 6984656.

9. LALIDOU F, KOLIOS G, DROSOS G I. Bone infections and bone graft substitutes for local antibiotic therapy. Surg Technol Int, 2014（24）: 353-362.

10. SCHLICKEWEI C W, YARAR S, RUEGER J M. Eluting antibiotic bone graft substitutesfor the treatment of osteomyelitis in long bones. A review: evidence for their use? Orthop Res Rev, 2014（6）: 71-79.

11. GARVIN K, FESCHUK C. Polylactide-polyglycolide antibiotic implants. Clin Orthop Relat Res, 2005, 437（437）: 105-110.

12. SAKAMOTO Y, OCHIAI H, OHSUGI I, et al. Mechanicalstrength and in vitro antibiotic release profile of antibiotic-loaded calciumphosphate bone cement. J Craniofac Surg, 2013, 24（4）: 1447-1450.

049 跟骨骨折术后骨髓炎治疗 1 例

病历摘要

患者，男性，46 岁。2013 年 6 月 30 日于高处坠落致左足跟部及右小腿疼痛、肿胀 1 小时余，以右胫腓骨骨折、左跟骨骨折收住我科，行右胫腓骨骨折闭合复位锁式髓内钉内固定术（＋）左跟骨骨折切开复位、植骨钛板内固定术，手术顺利，术后常规出院。拆线后左足跟切口有一 1.0 cm×0.5 cm 皮肤窦道开放且钢板上有一螺钉外露，时有渗出，经坚持换药仍无好转，遂再次收住入院，于 2013 年 11 月行左跟骨骨折术后内固定取出术，术后常规出院（图 49-1）。拆线后再次发现原先窦道未见愈合，偶有渗出，定期给予伤口换药、制动、抗感染、营养支持治疗。自觉创口逐渐减小，但常有渗出。

2017 年 7 月以来，自觉伤口渗出增多，就诊于我院门诊，给予伤口分泌物培养，未见明显细菌感染，7 月 17 日站立时左足跟疼痛，伤口处肿胀，再次就诊于我院门诊（图 49-2），建议住院行手术治疗，门诊以左跟骨骨髓炎收住我科。

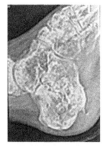

图 49-1　2013 年 11 月
17 日 X 线

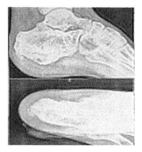

图 49-2　2017 年 7 月
19 日 X 线

笔记

　　入院后于 2017 年 7 月 25 日上午行左跟骨骨折术后窦道形成扩创加抗菌药物骨水泥植入术，术中用刮勺彻底刮除坏死组织，可见足跟外侧有一 3 cm×2 cm 空腔，内有死骨形成。术后常规换药，观察一段时间后伤口仍有持续渗出，渗出液呈淡黄色、无臭味，进一步行分泌物培养（＋）药敏试验，同时给予广谱抗菌药物行抗感染治疗（图 49-3，图 49-4）。

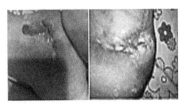

A：入院前

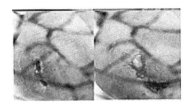

B：手术后

图 49-3　第 1 次手术

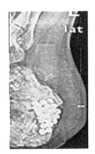

图 49-4　2017 年 7 月 25 日第 1 次扩创加抗菌药物骨水泥植入术后 X 线

　　2017 年 12 月 26 日下午取出抗菌药物骨水泥，行左跟骨骨折术后窦道形成扩创加抗菌药物骨水泥植入术，术中可见原切口中段有 1 cm 皮肤窦道，深达骨质，足跟外侧有一处 3 cm×2 cm 空腔，内有死骨形成，咬除死骨，刮勺彻底刮除坏死组织，术后常规换药（图 49-5，图 49-6）。

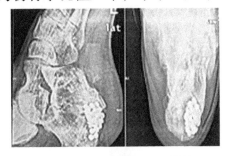

图 49-5　2017 年 12 月 26 日第 2 次扩创加抗菌药物骨水泥植入术后 X 线

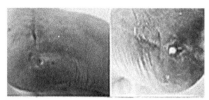
A：手术前

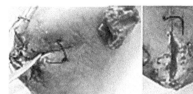
B：手术后

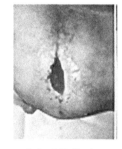
C：手术后换药时

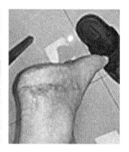
D：出院

图 49-6　第 2 次手术

2018 年 2 月 24 日取出抗菌药物骨水泥，同时行同种异体骨植骨（＋）扩创缝合术。术后常规换药，渗出仍不断。2018 年 3 月改变换药方式，创口消毒后，在 5% 浓盐水冲洗的基础上，加用 10% 浓盐水浸泡 10 分钟，再用藻酸盐银离子填充条填充，外敷材料换用水胶体敷料。患者感染症状得到控制，创口内肉芽生长良好，由远端向近端逐步关闭创口，2018 年 6 月 11 日换药后发现伤口已完全愈合。

📋 病例分析

本例骨髓炎在治疗过程中应用了 Masquelet 技术，Masquelet 技术的治疗操作流程如下。

第一阶段先彻底清创，彻底切除感染硬化骨，打通髓腔。骨感染清除包括窦道、坏死炎性组织和内固定物、死骨、残留的细菌生物膜或脓苔等，必要时行肌皮瓣转移覆盖修复软组织，良好的软组织覆盖是最关键的步骤之一。然后于骨缺损区以聚甲基丙烯酸甲酯（polymethyl methacrylate，PMMA）骨水泥填充塑形并连接骨断端，同时可用外固定或内固定做缺损处的初步固定。

第二阶段是在第 1 次术后 6～8 周、软组织愈合良好的情况下，去除填充物并保留自体诱导形成的膜结构，然后在膜内填充切碎的颗粒状自体松质骨或同种异体骨，并可更换固定方式，此时无论内外固定，必须足够坚强保证骨折端稳定。

在 Masquelet 技术中骨水泥的作用为：从机械力学上，作为填充物放置于骨缺损区域，避免骨折端间长入成纤维细胞和脂肪组织封闭断端；从生物学上，带抗菌药物的骨水泥持续释放抗菌药物，清除骨缺损区域存在的潜在感染灶，为二期植骨床的制备创造了良好的生物学环境；更为重要的是骨水泥作为异物刺激机体形成的膜结构，含有大量拉长的平行于骨长轴排列的成纤维细胞样细胞及垂直于骨长轴方向密集排列的小血管系统。

Masquelet 诱导膜技术具有手术操作简单、并发症较少、骨愈合较快、愈合率较高、愈合时间与骨缺损长度无相关性、骨感染控制效果满意等特点，被广泛应用于治疗各部位、各类型的骨髓炎。而且无论是各类型临床报道还是相关 Meta 分析均表明诱导膜技术是临床中治疗骨髓炎的有效方法。

活检行组织学和微生物学检查是诊断慢性骨髓炎的金标准，综合本病例的临床表现、实验室检查和影像学检查不难得出慢性骨髓炎的诊断。在慢性骨髓炎的治疗中，骨折处获得足够支撑后可取出内固定物并彻底清创，根据感染、稳定程度及患者情况分阶段进行手术，辅以负压封闭引流、软组织覆盖、全身及病灶局部抗感染治疗。

病例点评

　　本例窦道形成，皮肤长期不愈合，可能原因有：①入院前左足跟部有死骨及骨无效腔形成，无效腔内充满着坏死肉芽组织和脓液，死骨浸泡在其中，成为经久不愈的感染源。②脓液经窦道口排出后，炎症可暂时缓解，窦道口闭合。当骨无效腔内脓液积聚后可再次穿破，如此反复发作，窦道壁周围产生大量的炎性纤维瘢痕，软组织内纤维瘢痕化，局部血运不良，修复功能差。③换药时仅用 5% 浓盐水冲洗不能充分清洁创面，导致感染长期反复。④之前皮肤创面覆盖的敷料干燥，不能给伤口愈合提供一个良好的环境。

　　伤口的愈合是一个易受多方面因素影响的过程，在出现感染征象时，应密切进行跟踪观察、治疗。同时患者也需要配合医生，在医生规定的时间内进行复查和换药、抗感染等对症治疗。

　　慢性骨髓炎在彻底清除病灶，消灭骨无效腔后，除了常规的引流、患肢制动和全身应用抗菌药物外，还应在常规换药的方法上进行调整，采用适当方法充分清洁创面，在覆盖敷料时应保持一个湿润的环境，利于创面的愈合，同时湿润的环境也易于滋生细菌，要密切观察伤口变化。

参考文献

1. MAJIDINIA M, SADEGHPOUR A, YOUSEFI B. The roles of signaling pathways in bone repair and regeneration. J Cell Physiol, 2018, 233（4）: 2937-2948.

2. LIU Z, YUAN X, FERNANDES G, et al. The combination of nano-calcium sulfate/platelet rich plasma gel scaffold with BMP2 gene-modified mesenchymal stem cells promotes bone regeneration in rat critical-sized calvarial defects. Stem Cell Res Ther, 2017, 8（1）: 122.

3. SCHMIDMAIER G, MOGHADDAM A. Long bone nonunion. Z Orthop Unfall, 2015, 153（6）: 659-676.

4. NAUTH A, SCHEMITSCH E, NORRIS B, et al. Critical-size bone defects: is there a consensus for diagnosis and treatment. J Orthop Trauma, 2018, 32（1）: 7-11.

5. MAUFFREY C, BARLOW B T, SMITH W. Management of segmental bone defects. J Am Acad Orthop Surg, 2015, 23（3）: 143-153.

6. WHITELY M, CERECERES S, DHAVALIKAR P, et al. Improved in situ seeding of 3D printed scaffolds using cell-releasing hydrogels. Biomaterials, 2018（185）: 194-204.

7. 谢利君, 李航, 潘志军, 等. Masquelet 诱导膜技术修复胫骨感染性缺损. 中华创伤骨科杂志, 2018, 20（10）: 860-865.

8. MORELLI I, DRAGO L, GEORGE D, et al. Masquelet technique: myth or reality. A systematic review and meta-analysis. Injury, 2016, 47（suppl 6）: 68-76.

笔记

050　横向骨搬移技术治疗糖尿病足 1 例

病历摘要

患者，男性，47 岁。患者患有 2 型糖尿病，入院前 4 个月出现左足趾坏死、溃疡、感染，静息痛。换药治疗后逐渐加重。入院前 2 个月出现左足拇指自截，溃疡、感染、足趾坏死。

[诊断]　糖尿病足，2 型糖尿病。

[治疗]　入院后给予患足扩创，胫骨横向骨搬移术。术后门诊定期随访，逐渐横向搬移胫骨，结合创面清创，创面逐渐愈合。影像学和其他相关资料见图 50-1 ～图 50-4。

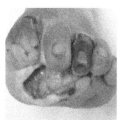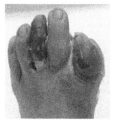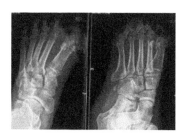

图 50-1　术前外观　　　　　图 50-2　术前 X 线

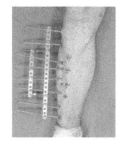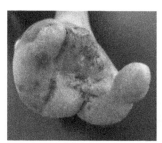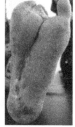

图 50-3　横向骨搬移术后　　图 50-4　横向骨搬移术后足部创面愈合

病例分析

糖尿病足是糖尿病患者因不同程度的下肢周围血管病变和局部神经异常所致的踝关节以下的皮肤感染、溃疡和深层组织破坏。其流行病学呈现高发病率、高致残率、高死亡率、高花费的特点。分析发现，全球糖尿病患病率 6.3%，不同国家和地区差异较大，介于 1.5% ~ 16.6%，在糖尿病患者中足部溃疡的患病率为 4% ~ 10%，在非外伤性低位截肢手术中，糖尿病患者占 40% ~ 60%，在糖尿病相关的低位远端截肢中，有 85% 是发生在足部溃疡后。我国糖尿病患者 1 年内新发溃疡发生率为 8.1%，糖尿病足溃疡患者 1 年内新发溃疡发生率为 31.6%。我国最近的研究显示，45% 的糖尿病足为 Wagner 3 级以上；总截肢率 19.03%。糖尿病足的主要不良结局是截肢和死亡。空军总医院发现糖尿病足总截肢率为 18.24%，我国 2010 年 39 家医院糖尿病截肢率调查显示截肢率为 28.2%。糖尿病足的死亡率比大多数癌症还高，其死亡率最高达 11%。我国天津地区的调查发现糖尿病足 5 年死亡率为 32.7%。除此之外，糖尿病足医疗费用高，2017 年全球糖尿病医疗费用高达 7270 亿美元，中国为 1100 亿美元，故糖尿病足也给社会和家庭造成了巨大的经济负担。

病例点评

胫骨横向搬移术源自俄罗斯医学专家 Ilizarov 创立的肢体再生与功能重建理论。在张力 – 应力法则作用下，机械刺激可促进毛细血管再生及组织再生，牵拉组织再生技术可刺激"血管网"的形成，同时也证实了骨瓣横向牵拉技术可使得牵拉区域微循环显著改善，使经久不愈的溃疡愈合。糖尿病足是不同程度的下肢动脉病变和局部神经异常所致的踝关节以下的皮肤感染、溃疡和深层组织破坏。所以这项技术可为治疗糖尿病足合并下肢血管动脉病变提供新的方向，并可达到较高的治愈率和保肢率。

参考文献

1. 中华医学会糖尿病学分会，中华医学会感染病学分会，中华医学会组织修复与再生分会. 中国糖尿病足防治指南（2019 版）（Ⅰ）. 中华糖尿病杂志，2019，11（2）：92-108.

2. ZHANG P，LU J，JING Y，et al，Global epidemiology of diabetic foot ulceration: a systematic review and meta-analysis（dagger）. Ann Med，2017，49（2）：1-21.

3. 中国医疗保健国际交流促进会糖尿病足病分会. 中国糖尿病足诊治指南. 中华医学杂志，2017，97（4）：251-258.

4. JIANG Y，WANG X，XIA L，et al. A cohort study of diabetic patients and diabetic foot ulceration patients in China. Wound Repair & Regeneration，2015，23（2）：222-230.

5. JIANG，Y，RAN X，JIA L，et al. Epidemiology of type 2 diabetic foot problems and predictive factors for amputation in China. Int J Low Extrem Wounds，2015，14（1）：19-27.

6. 徐波. 糖尿病足患者截肢相关危险因素分析. 中华内科杂志，2017，56（1）：24-28.

7. 王爱红，许樟荣，纪立农. 中国城市医院糖尿病截肢的临床特点及医疗费用分析. 中华医学杂志，2012，92（4）：224-227.

8. BAKKER，K APELQVIST J，LIPSKY B A，et al，The 2015 IWGDF guidance

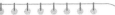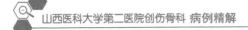

documents on prevention and management of foot problems in diabetes: development of an evidence-based global consensus. Diabetes Metab Res Rev, 2016, 32（Suppl 1）：2-6.

9. CHU Y J, LI X W, WANG P H, et al, Clinical outcomes of toe amputation in patients with type 2 diabetes in Tianjin, China. Int Wound J, 2016, 13（2）：175-181.

10. OGURTSOVA K, DA ROCHA FERNANDES J D, HUANG Y, et al. IDF Diabetes Atlas： Global estimates for the prevalence of diabetes for 2015 and 2040. Diabetes Res Clin Pract, 2017（128）：40-50.

11. 中华医学会糖尿病学分会, 中华医学感染病学分会, 中华医学会组织修复与再生分会. 中国糖尿病足防治指南（2019版）（Ⅱ）. 中华糖尿病杂志, 2019, 11（3）：161-169.

12. 中华医学会糖尿病学分会糖尿病慢性并发症调查组. 全国住院糖尿病患者慢性并发症及其相关危险因素10年回顾性调查分析. 中国糖尿病杂志, 2003, 11（4）：232-237.

13. 班绛娟, 冉兴无, 杨川, 等. 中国部分省市糖尿病足病临床资料和住院费用等比较. 中华糖尿病杂志, 2014, 6（7）：499-503.

14. 关泰宇, 关小宏, 李宝军. 糖尿病足患者感染病原菌分布及抗菌药物的应用. 中华医院感染学杂志, 2014, 24（3）：577-579.

15. 张定伟, 秦泗河, 臧建成. Ilizarov 微循环重建技术治疗 Wagner 4 级糖尿病足临床疗效分析. 中国矫形外科杂志, 2017, 4（25）：354-356.

16. 欧栓机, 齐勇, 孙鸿涛, 等. 经皮微创胫骨截骨横向骨搬移术治疗糖尿病足. 中国矫形外科杂志, 2018, 26（15）：1385-1389.

17. 花奇凯, 王林, 冼呈, 等. Ilizarov 胫骨横向骨搬移微循环重建技术治疗下肢慢性缺血性疾病的临床疗效. 中国矫形外科杂志, 2015, 23（21）：2007-2011.

18. 杨鑫. 胫骨横向骨搬移术治疗 Wagner 3-4 期糖尿病足的临床疗效观察. 南宁：广西医科大学, 2015.

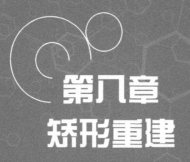

第八章
矫形重建

051 骨搬移技术治疗胫腓骨畸形愈合 1例

病历摘要

患者，女性，19岁。5年前因外伤致左胫腓骨骨折，经保守治疗后畸形愈合，遂入院治疗。

[查体] 患者左膝反弓、内旋外翻和左小腿短缩畸形，膝关节、踝关节活动可。

[诊断] 左胫腓骨畸形愈合，左膝外翻畸形，左胫骨后弓畸形，左胫骨内旋畸形，左胫腓骨短缩畸形。

[治疗] 入院后给予胫腓骨截骨、矫形外固定架安置术。

术后门诊定期随访，逐渐调整矫形外架，纠正畸形。影像学及其他相关资料见图51-1～图51-5。

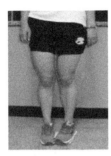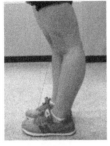

图51-1 术前外观照

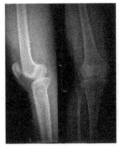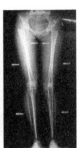

图51-2 术前X线

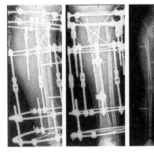

图51-3 术后X线

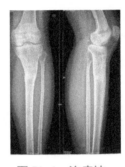

图51-4 治疗结束后X线

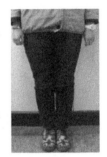

图51-5 治疗结束后外观

病例分析

畸形愈合多由于骨折复位不良，固定不牢固或固定物拆除过早，受软组织牵拉和负重等的影响所致，表现为双侧肢体不对称，肌力异常，关节活动异常。畸形明显、影响肢体功能者，需行矫正。畸形矫正前应确定畸形发生的部位、畸形的类型程度和软组织状况。下肢畸形者需恢复肢体承重力线、肢体长度及关节方向。术前应仔细分析畸形顶点和类型，术中正确选择截骨矫形部位，避免造成新的畸形。术后定期随访，可有效避免并发症的发生。

病例点评

　　骨折畸形愈合，尤其是下肢畸形可使下肢负重力线异常。其中胫骨畸形愈合，可改变膝、踝关节的负重力线，影响站立与行走。长期维持异常力线可加速相邻关节的退变加速。故在物理检查时应详细检查有无功能障碍及其程度，主要项目包括关节活动范围、步态、肌力等，注意对功能障碍的代偿情况、有无继发骨性关节炎及软组织劳损。术前应结合 X 线及 CT 等影像学检查对畸形进行详细分析。对于畸形较重、畸形类型复杂的患者需应用外固定技术结合牵拉组织再生技术，逐步纠正肢体畸形，可达到良好的治疗效果。

参考文献

1. KELLER C S . The principles of the treatment of tibial shaft fractu res：a review of 10，146 cases from the literature. Orthopedics，1983，6（8）：993-999.

2. 王庆德，杨述华，刘洪胜，等 . 单边外固定架治疗胫骨中下段骨折畸形愈合 . 中华创伤杂志，2005，21（8）：636-637.

3. 秦泗河，王明新，吴鸿飞，等 . 成年人膝内翻的分型与手术方式选择 . 中国矫形外科杂志，1999，6（10）：38-40.

4. TETSWORTH K，PALEY D. Malalignment and degenerative arth ropathy. Orthop Clin North Am，1994，25（3）：367-377.

5. VAN DER SCHOOT D K，DEN OUTER A J，BODE P J. Degenerative changes at the knee and ankle related to malunion of tibial fractures. J Bone and Join t Surg Br，1996，78（5）：722-725.

6. 周殿阁，吕厚山，杜湘珂 . 膝内翻患者下肢对线的 X 线分析 . 中国医学影像技术，2001，17（12）：1222-1224.

7. 秦攀，任秀智 . Ilizarov 支架在小儿下肢短缩合并成角畸形矫正中的应用 . 山东医药，2012，52（36）：21-23.

8. 艾克拜尔·艾西热甫，艾合买提江·玉素甫 . Ilizarov 环形外固定架临床应用进展 . 国际骨科学杂志，2010，31（6）：371-373.

052 成人僵硬性马蹄足治疗 1 例

病历摘要

患者，男性，23 岁。患有先天性脊柱裂，脊髓栓系，随年龄增长逐渐出现双侧马蹄内翻足畸形，行走困难，遂就诊于我院。

[查体] 双足马蹄内翻畸形，双足踝关节以远感觉减退，双足背可见溃疡，深达骨质（图 52-1，图 52-2）。

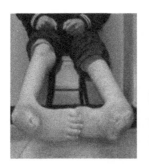
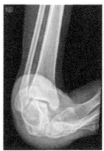
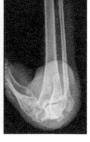

图 52-1 入院时外观照　　图 52-2 入院时 X 线

[诊断] 双侧马蹄足畸形，双足压迫性溃疡，脊柱裂。

[治疗] 入院后给予跟距、跟骰关节、距舟关节融合，环形外固定架安置，马蹄内翻足畸形矫形术。术后定期随访，逐渐调整外固定架，矫正马蹄内翻足畸形（图 52-3，图 52-4。）

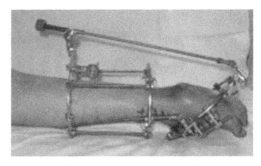

图 52-3 矫形术后外观

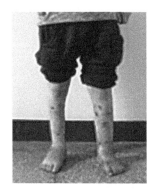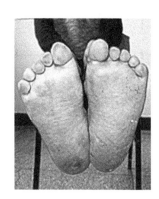

图 52-4 矫形结束后外观

病例分析

  马蹄内翻足是指先天或后天多种病因引起，以足的高弓、下垂、内翻和内收为主要表现的足踝畸形疾病。依据足踝关节僵硬的程度分为柔软型和僵硬型，不同年龄阶段明显影响畸形的性质。成年人僵硬型马蹄内翻足，包含幼年马蹄内翻足因延误治疗或既往手术治疗失败发展到成人阶段或成年人因创伤、下肢缺血等原因直接发生的僵硬性马蹄内翻足，年龄18岁以上，踝足关节僵直固定于马蹄内翻位，踝足关节跖屈背伸活动范围＜10°或合并有严重软组织挛缩，骨关节结构性异常和神经功能障碍者。根据病史、足踝部畸形、关节活动度及相关的临床表现，结合影像学检查可明确诊断。大部分成人僵硬性马蹄足患者均可应用 Ilizrov 技术，利用环形外固定架得到治疗。治疗目的是使足部外形基本正常，功能上（如跖行、无痛等）完全恢复或基本恢复。

笔记

病例点评

　　成人僵硬型马蹄内翻足保守治疗（如支具、手法扳正和物理治疗）效果差，大多数患者均适用于 Ilizarov 技术治疗，尤其是：①合并前足内收和旋转畸形，术中需要截骨矫形的或短小足畸形术后不允许加重短小的患者；②马蹄内翻足合并贴骨瘢痕、营养性溃疡等病变的或手术有可能导致皮肤坏死的患者；③畸形侧肢体既往有慢性骨髓炎的患者；④双侧畸形需要同时矫正的患者。术后均需定期复诊，逐渐调整外架，矫正马蹄内翻足畸形，达到治疗目的，同时注意预防相关并发症的发生。

参考文献

1. 骆苏红，栾波，王积辉，等 . Ponseti 手法矫形程序对 Ilizarov 技术矫正马蹄内翻足的意义 . 贵州医药，2015，39（6）：523-525.

2. 刘旻，张永红 . 僵硬性马蹄足畸形的诊断与治疗 . 实用骨科杂志，2015，21（11）：1011-1014.

3. 黄雷，张建立，王慎东，等 . Ilizarov 外固定架治疗创伤性马蹄足 . 中华创伤骨科杂志，2006，8（5）：411-414.

4. 孙晓，彭爱民，盛路新，等 . Ilizarov 技术矫正创伤后僵硬型马蹄内翻足 . 实用临床医药杂志，2013，17（9）：75-76.

5. 秦泗河，陈建文，郑学建，等 . Ilizarov 张力 - 应力法则结合三关节有限截骨矫正成年人重度马蹄内翻足 . 中华骨科杂志，2004，24（6）：21-24.

6. 秦泗河，孙磊，郑学建 . 微创牵拉技术治疗小腿缺血性肌挛缩后遗重度踝足畸形 . 中华外科杂志，2006，44（8）：547-550.

7. 秦泗河，郭保逢，任龙喜，等 . 有限矫形手术与 Ilizarov 技术治疗青少年先天性马蹄内翻足 . 中国修复重建外科杂志，2012，26（1）：31-35.

8. BHASKAR A, PATNI P. Classification of relapse pattern in clubfoot treated with Ponseti technique. Indian J O orthop, 2013, 47（4）：370-376.

9. DOBBS M B, GURNETT C A. Update on clubfoot： etiology and treatment. Clin Orthop Relat Res, 2009, 467（5）：1146-1153.